過敏兒診治‧居家照護指南

哈啾！哈啾！過敏村

修訂版

文◎周正成 醫師
圖◎吳怡蒨

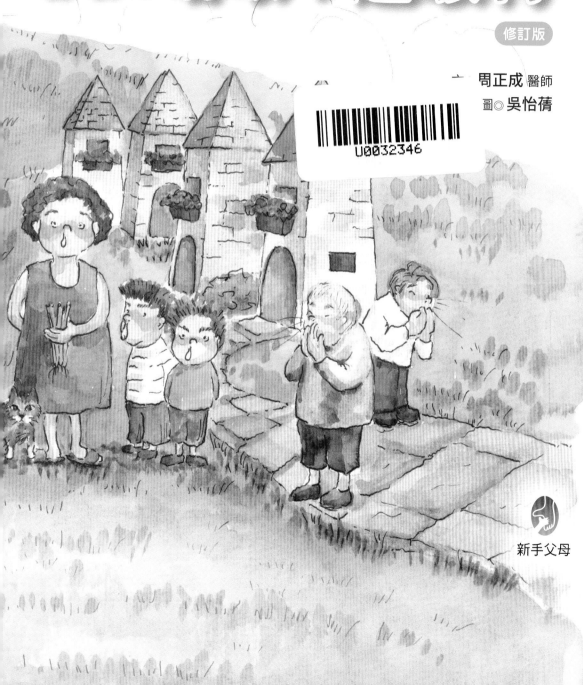

新手父母

謹以此書致敬

謝貴雄教授

台灣兒童過敏免疫醫學之奠基者
台灣大學小兒科教授
故台灣大學醫學院院長
故長庚兒童醫院院長

目錄

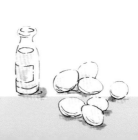

相關著作中，寫得最好的一本書

這幾年過敏疾病一直有增加的趨勢，對許多小朋友和年輕的父母們大概是在成長過程中最常會遇到的困擾。當然，這些年來有關過敏疾病的診斷和治療也不斷地在進步，但似乎並沒有幫大家解決所有的問題和疑惑。正如周醫師在作者序中所提到的，當初謝貴雄教授在三十年前開始推動臨床免疫疾病的認識和教育，啟蒙了目前幾乎在所有台面上照顧過敏小朋友的醫師們。而正成在我們這些人中可以說是在臨床知識和照顧上的佼佼者，再加上這些年來在醫學中心教學和診所的實際經驗，他能夠將這些寶貴的經驗寫成一本書，對所有過敏的小朋友和爸媽們不啻是一個最好的福音。

在《哈啾！哈啾！過敏村》這本書中，正成以淺顯易懂的文字和有趣的插圖來介紹過敏疾病，相信一定能夠讓所有的父母親和小朋友們，更了解過敏疾病的發生機轉，和如何來面對這些可能會伴隨著小朋友成長的過敏疾病。身為一位小兒科醫師，在照顧小朋友的過程中，發現與父母親溝通其實是兒科醫師最重要的一個課題。尤其是經過這些年來的臨床經驗，更深切體會，如果病人或是家屬對疾病有更深入的了解，反而能夠讓醫師有機會將疾病的來龍去脈和治療說明得更清楚。因此，在看診時的衛教或是撰寫可靠的一般醫學書籍，能夠讓患者和家屬們能夠更方便地吸收正確

的醫學知識，在現代醫學的治療上已經是不可缺乏。在這本書中，周醫師分別在不同章節中介紹了過敏疾病的機轉，也詳細描述氣喘、過敏性鼻炎、過敏性結膜炎、異位性皮膚炎、全身性過敏反應和食物過敏等幾種常見的過敏疾病，再加上一些在過敏疾病照護上需要注意的事項，都是臨床上最實用的醫學知識，對想了解過敏疾病的一般民眾是最好的一本書。

　　屈指算來，正成與我自高三同班至今已經有三十七年，大學同學，實習醫師時期一齊找謝教授說要寫一本至今還未出版的免疫學的書，進入台大小兒科擔任住院醫師照顧小朋友，在幾乎同一個時間分別到加州唸書和進修再回國服務，因此我們幾乎有著相同的成長過程，這也是為何彼此之間會如此互相了解。正成一直以來都是待人誠懇，唸書和做事都是認真而嚴謹，這也是為何他會如此受到小朋友、父母親和同儕肯定的一個重要原因。說來也不可思議，較為隨性而一直喜歡「大聲唱歌，大碗喝酒」的我竟然留下來教書。但也常會想起，如果當初正成和我互換位置，兩個人的做法可能還是會十分接近，因為我們堅持將小朋友照顧好的那個理想是永遠不會改變的。

　　這本介紹過敏疾病的書花了正成不少的時間字字斟酌，將他二十多年的臨床經驗以他深厚國學底子的文筆細細道來，再加上有趣的插圖，是近年在相關方面寫得最好的一本書，在此應該為所有的過敏患童、父母親和所有師兄弟們謝謝他。

推薦者簡介■現任台大醫學院臨床醫學研究所教授兼小兒科主治醫師

具備正確認知，減少沉種的壓力

認識周正成醫師已超過二十年了，他從美國加州洛杉磯大學（UCLA）進修免疫回國後，因同為兒童過敏免疫的興趣者，故常互相切磋討論，因而成為好朋友。後來，他為了家裡的兩位小孩，離開台大醫院，到外面開小兒科診所，過自己想過的生活。而我，仍在長庚醫院服務，走向教學與研究的不歸路。雖然，看似完全不同的路線，但彼此的熟稔並未絲毫改變，雖然開業，但他對教學與公共服務仍甚積極。

「過敏三郎」是兒童最常見的三種過敏病，包括：過敏性鼻炎、過敏氣喘病及過敏皮膚炎，從長庚醫院近二十年來，針對台灣北、中、南過敏疾病大規模的流行病學調查，進一步分析，顯示約有1／5托兒所或幼稚園的幼兒曾經有喘鳴發生，再稍微大一點的年齡，則約有15％的國小一年級學童罹患氣喘病，45％的學童有過敏性鼻炎，10％的學童有異位性皮膚炎，北部學童比南部或中部嚴重。從統計資料分析，外籍配偶生的小孩，比較少罹患過敏性疾病，可見兒童罹患任何一種過敏性疾病的機會都很大，影響學童健康甚大，更深深影響為人父、為人母的生活品質，與經濟負擔。

然而，過敏病的發生、遺傳與生活環境有關，最有效避免過敏兒產生

的方法是「慎選毫無過敏體質的配偶」，及「塑造沒蟎的環境」，但這兩種看似最理想的方法，也是最不可能做到的手段，也因此，台灣的經濟越來越發達，生活水平越來越高，越都市化的環境，未來過敏兒只會更多，不會更少。

如今，治療與防治過敏病，已成為全民運動，每個家庭或多、或少都要懂得如何降低過敏原的量，每位父母也該學得最基本照顧過敏兒的技巧與知識，不只是正確用藥而已，舉凡從居家生活、學校生活、就醫、旅遊、遊學等照顧都甚為重要，因為有了正確的認知後就不會有沉重的心理壓力。

感謝周醫師在如此忙碌的執業生涯，還有心寫這本書，令我敬佩，書中以幾位罹病小朋友穿插其中，敘述故事相當活潑，也易明瞭，而對於過敏病嚴重度的分級、藥物使用也都化繁為簡，讀來容易，收穫甚多。

這本書是周醫師嘔心瀝血之作，用心傳達知識之外，也表現了仁醫之風範，我衷心推薦此書。

推薦者簡介■現任長庚醫療財團法人林口長庚紀念醫院副院長
兼醫教會主任委員、長庚大學小兒科教授

不可或缺的過敏兒童照護寶典

隨著文明進步、工業化所帶來的環境污染及民眾生活、飲食習慣改變等因素，導致過敏性疾病快速攀升。過敏病是一種文明病，越文明發生率越高，而最近台灣地區的研究報告和歐美先進國家也相當接近，是值得我們關切的大眾議題。

兒童過敏疾病包羅萬象，從嬰兒期的異位性皮膚炎，成長時出現的過敏性鼻炎到氣喘病，需要長期的照護，如何照顧這些過敏兒童是為人父母必須學習的重要課題。雖然，近年來相關的治療藥物研發已有長足的進步，但是要照顧好這些過敏兒童，非常需要醫護專業、家長及病童的通力合作。其中最重要的一環，就是居家照護，病童除了在門診尋求醫療協助外，若有一本實用的工具書作為家長在居家照顧幼童的參考資料，必定更能夠提升過敏兒童的照護品質。

《哈啾！哈啾！過敏村》一書，內容涵蓋了常見的兒童過敏疾病、平時生活照護注意事項及自我處置，並且由預防醫學的角度切入，教導新手爸媽如何在懷孕期做好預防過敏兒的準備，配合故事性的描述，內容深入淺出，提供給家長做為全面照護過敏兒童的重要參考，相信這是一本為人父母居家必備，不可或缺的過敏兒童照護寶典。

周正成醫師在兒童過敏學界夙負盛名，臨床經驗相當豐富，百忙之中能夠撰寫此書，嘉惠千萬過敏兒童，本人深感敬佩。希望此書能帶給所有民眾正確的過敏疾病防治知識與觀念，實為社會大眾之福。

推薦者簡介■現任中山醫學大學附設醫院總院院長
　　　　　暨台灣氣喘諮詢協會理事長

從「過敏村」到「免疫棄喘」的新天地

門診裡，我常遇到焦慮的年輕父母向我抱怨，不想再生第二個小孩，家中只要有一個過敏兒，就會搞到父母，甚至是祖父母雙眼都像貓熊一樣疲憊不堪。無論是在家裡、在外面，吃什麼、穿什麼甚至是玩什麼，就會動輒得咎，小朋友過敏氣喘一發作，全家人皆不得安眠。咳嗽、喘鳴、鼻塞再加上全身搔癢，每個夜晚都像漫漫長夜只能坐著或站著，等著黎明的到來。其實以過敏專科醫師的觀點，我們並不需要過得那麼辛苦，過敏的兒童也不需要對照表單看什麼東西可以吃、可以穿，悲慘到「人生只剩下黑白的地步」。雖然我們對「過敏病」確切的成因還不清楚，但從最近二十餘年來的研究來看，可以確定的是它是從環境變遷所造成的疾病。舉凡人的皮膚、眼結膜、腸胃道、鼻腔及氣管，都是與環境中，空氣、食物、物理環境接觸的器官。當這些器官對環境無害的物質（過敏原），有異常變態的反應，就會引發相對的過敏性皮膚炎（異位性皮膚炎、濕疹、蕁麻疹）、結膜炎、鼻炎及氣喘。以英文（或拉丁文）Allergy作字彙，是指「改變的狀態」而言，即是「變態反應」。截稿至今，中國北京協和醫院的過敏科，仍稱作變態反應科。（延伸的笑話就是過敏科的醫生，即是變態科醫師）。

因此，尋求過敏疾病的預防，首在如何作環境的改變，或甚至改變自身以與環境相合（即增加免疫的耐受性）。而在治療方面，則需將已走向變態發炎反應的過敏體質，回復正常的免疫反應。因此過敏性疾病是日積

月累的慢性病，也需要一套長期有效的預防與治療策略，方能帶領我們的過敏兒，走向正常成熟的免疫發育與我們的環境相輔相成。這一個過程雖然辛苦，也無特效藥可一勞永逸，但只要父母與過敏兒的決心與毅力，再加上正確的專業知識，就可達到「免疫棄喘」。

《哈啾！哈啾！過敏村》，從認識各式各樣的過敏性疾病開始，而每種過敏性疾病有自身代表性的造型族群，使得家長以及病童能快速了解其特徵及預防之道。簡單的圖表更使得有過敏病童的家長們了解如何從生活環境上去著手除去過敏原，保持乾淨衛生的居家環境。

另外，在各個章節中，除了以童話故事的方法來向小朋友說明氣喘及其他過敏病的成因與預防，也給焦急的家長提供最正確、全世界公認有實證基礎的治療方式及治療藥物。摒除過敏兒家長迷思及被商業行為過敏渲染的保健方式及不必要補充的營養品。

周正成醫師與我在二十五年前的台大醫院小兒科，同受業於台灣兒童過敏氣喘的權威大師──謝貴雄院長的門下。那時我們同感受到謝院長對於有過敏兒的家長及其家庭的影響深遠，在其諄諄無誨，不厭其煩的教導家長如何避免過敏與氣喘的誘發因子，如何帶領過敏氣喘兒，走出他或她封閉充滿過敏原的家中，迎向戶外，免敏棄喘，甚至改變過敏兒的健康人生，刻骨銘心的印證在我們學生的腦海中。在過了近四分之一個世紀，周醫師已是救人無數治療兒童過敏氣喘有成的良醫。本書可說是周醫師再次將平日診療的心得，以最淺顯、最重要兒童過敏專業知識的彙集，將可帶領有過敏兒的家庭走向免敏棄喘的新天地。

推薦者簡介 ■ 現任國立成功大學醫院小兒學科特聘教授
暨台灣兒童過敏氣喘免疫及風濕病醫學會理事長

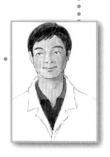

敬事而信，視病猶親

在這裡，你的小孩被視同己出，將會得到最好的醫療照護。

「敬事而信，視病猶親」是所有醫師的基本信念，更是台大醫院小兒科開創醫局百年來的優良傳承，也是台大醫院小兒部師長行醫生涯的身教理念。無論是晨會、病房巡查或門診，在醫院裡隨時隨處，都可以感受到尊重生命的用心、莊嚴與肅穆。

「晨會」，是醫師們晨起後，聚集討論病人臨床診治的例行會議。這不只是台大醫院小兒部，也是醫院所有醫療部門的例行莊嚴集會。在每天診治病人、醫療教育與研究工作之前，所有兒科各領域的資深主治醫師、勤於學習的年輕住院、實習與見習醫師，齊聚一堂，將前日的入院、出院或疑難雜症病人，進行診斷、討論臨床重點之後；年輕醫師負責報告蒐尋文獻的國際最新、最佳治療方式與結果，各兒科專業領域的翹楚資深醫師則依據實證經驗慎思評論，並集思廣益，期待給予病人最完善的療治；也教導年輕醫師，從關懷病人中，得到醫學教養，敬重生命。

已故台大魏火曜教育長，生前即便退休而年屆耄耋，仍每日端坐右首出席晨會；台大前小兒科主任李慶雲教授，退休十數年迄今，仍未缺席晨會，以其閱歷兒科疑難雜症逾五十年的豐厚學養，發表透徹醫理的智慧之

言。針對病童之診治，讓年輕醫師領略「在這裡，我們提供最好的醫療」的那種敬業自信，以及「是亦人子也，汝其善待之」的關懷意涵。

「兒科門診」是醫師與病童、病童家長，努力面對及解決兒童疾病，維持兒童健康與歡愉成長的地方。故台大小兒科主任、台大醫學院院長謝貴雄教授，以其蜚聲國際的學術地位、精湛的臨床醫術，成立「兒童過敏免疫特別門診」，自然門庭若市。早年看病問診台大教授如朝拜，經謝教授明快精準的診治後，循醫理用藥如神；家長只見謝教授和藹自信，以手輕拍病童臉龐或輕撫頭頂，笑言「會好」，就彷彿蒙佛灌頂，滿懷希望，歡然而去，不敢多問。若對用藥或生活照顧有疑慮，也只敢輕聲詢問我們在旁跟診的年輕醫師。

把艱澀難懂的醫理，用簡潔易懂的用語，中肯回覆且深切關懷，是兒科醫師的重要自我訓練。如果不能以簡單的話語，使病童與家長聽懂，就表示醫師思緒不夠清晰，不能以簡馭繁，不能以易解深；如果被問得心浮氣躁，也常是自己學養不足，超出自己能力所及，所以不能心平氣和、從容自信地面對病童問題。有鑒於年輕醫師，應接受勇對千問、臨問歡答的衛教能力，謝教授成立「中華民國過敏暨氣喘病研究協會」，積極從事學術研究、培育過敏專科醫師與舉辦衛教活動、發行衛教刊物，為國內兒童過敏氣喘衛教組織的濫觴。

謝教授以「在其位，謀其政」的認真執著、「捨此，將無人予以更好的醫療」的自信期許、「我會好好照顧你的孩子」的誠摯態度、以及「和家長約時間，將孩童的病情予以詳細說明」的衛教精神等等典範風格身教後學。因此有許多醫學生，因仰慕其風采，崇敬其風範而決定投身小兒

科、從事小兒過敏免疫學。

　　謝教授門下同道，包括陳五常、吳維峰、溫港生、呂克桓、湯仁彬、楊崑德、陳志鑫、林應然、王志堯、吳克恭、江伯倫、徐世達、黃璟隆等兒童過敏免疫醫師，在謝教授生前或辭世後，持續於各醫學中心、醫院或診所，培養年輕過敏免疫醫師、成立學術基金會、衛教協會與過敏中心，繼續台灣過敏兒童的衛教志業，卓然有成。

　　國內兒童過敏免疫氣喘衛教的醫療資訊，相較於其他專科，專業衛教內容頗為豐富。因吳怡蒨小姐，以病童家長的觀點，認為一本讓兒童願意與家長共同閱讀的過敏書籍有其必要，於是建議我與其合作繪寫。「早歲不知世事艱，中原北望氣如山」，原以為自己雖醫務繁忙，但以兒童過敏免疫研究、教學、醫療與衛教二十餘載之經驗，有其自得之致，不敢亦不應敝帚自珍；文稿雖不必然立筆可就，也應是輕鬆寫意。不意誠如內人琪玫所料，諸多瑣事雜沓而至，家事、國事、醫事，無一不應全神以對。若非怡蒨耐心催促，原水文化楊雅馨小姐編輯協助，此書幾乎難產。所幸書成，確能與時俱新，不僅內容包含作者所參與編寫之國內重要最新之各種兒童過敏治療指引、其他先進醫師之卓越衛教書籍與文章精義；書中頗多圖表文字，為作者個人意見創新原著；內容更秉持「實證醫學」概念，於「文獻不足徵也」或己所未明的醫療照護，不敢多所著墨或推薦。期待此書，能予過敏兒童及其家長有所助益；書中不乏累積個人臨床經驗之精言實語，亦盼兒科過敏免疫年輕醫者，思之辨之，縱非全然可取，然而臨床診治之際，必偶有會心之得。如果看到小朋友聚精會神地翻書，央求聆聽父母講過敏故事，那則是怡蒨彩筆美繪、巧思說書之功，非我所能。

　　「取之於病人，自當還諸病人」，醫師的豐厚醫療學養，植基於關懷診治病人後的臨床經驗累積。從事醫療衛生教育，本就是醫師的天職。本書既屬衛教書籍，作者收益版稅，概不應屬個人所有。茲委託「財團法人兒童過敏及氣喘病學術文教基金會」處理作者收益。該基金會本為紀念謝貴雄教授，由門生故舊共同募成，致力於兒童過敏免疫研究與衛教，頗有聲譽。以其行政效能，自當比作者行事更能嘉惠過敏兒童。

　　台灣兒童過敏氣喘暨風濕病醫學會，為紀念謝教授，每年年會舉辦「謝貴雄教授紀念講座」延請國內外知名過敏免疫學者演講。台下聆聽演講，不能無感師恩。環顧周遭同門，呂克桓、王志堯、江伯倫、徐世達及黃璟隆諸醫師，於促進國際學術交流、醫學研究教學、臨床醫療診治及規劃病人衛教，均極為出色，確為無負師承而可崇敬之同門師兄。蒙此素所景仰醫者為此書審閱指正，並允賜序，不勝欣喜感激，特此申謝。尤其是世達仁兄，於文稿數校之際，字句必讀，深夜往覆討論，其「受人之託，忠人之事」凡事認真的治學、做人態度，誠堪為後輩表率，不能不特為書之。書成付梓之後，當敬備美饌，共邀雅宴，把酒言歡，暢懷而飲，快意「天下英雄，捨君與我，餘子誰堪共酒杯」的豪情。

周正成　壬辰季暑，雲行雨施

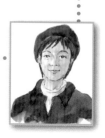

共同守護全家的健康

有一回，去周醫師診所就診，看見滿屋子的小朋友等著看醫生，每一個不是流鼻涕、就是咳嗽……

輪到我時，忍不住的問醫師：「你一天要看多少個鼻子啊？！」

周醫師無奈的回答：「大約一百多個吧！」

突然間，一個有趣的場景從我腦子閃過，一排流鼻涕的小孩排排站看醫生，這就是《哈啾！哈啾！過敏村》的由來。

對於一個有過敏遺傳的家族而言，一家人此起彼落的噴嚏聲並不陌生，而同病相憐的家長更是經常互相傳遞治療過敏疾病的最新訊息，可惜的是，很少聽到有哪些人因為用某種方法而真正治癒。更有許多家長從醫院拿了藥，卻又怕給孩子吃藥，治療與不治療常處於痛苦的矛盾狀態。因此，我覺得應該要有一本書能夠清楚又簡單的告訴讀者什麼是過敏、治療過敏的方法、以及抗過敏藥的藥理，讓民眾從瞭解過敏，進而做正確的治療，才能與過敏和平相處。

在與周醫師合作的過程之中，周醫師詳細的說明過敏的原理，他是一個耐心的好老師，把我這個醫學初級生教到可以判斷咳嗽的種類；他也細

心的解釋最令家長忌諱的類固醇是如何制止過敏症狀的擴大，讓我不再盲目害怕藥物。這一路，我與肥胖細胞、抗組織胺打交道，到對抗塵蟎、蟑螂，與益生菌完成談判。

我依照所瞭解的這些新朋友，用繪圖語言以幽默的方式把它們表現出來。而書中的有趣故事，其實也是發生在週遭的家人身上，有一早拼命打噴嚏的，快下雨眼睛就癢的，皮膚老是癢得抓來抓去的，以及咳到惹人厭的，還有這個不能吃那個不能吃的……我將他們變成一個個可愛的角色，共同生活在有趣的過敏村，讓現實生活中的過敏孩子對這些角色產生共鳴，不會再因為這些過敏症狀而感到難過。

正如書中所言，絕大部分的過敏是遺傳基因所致，有時候一輩子都會跟著你，因此，如何與過敏共處是家人應該去瞭解的事，本書的編排是希望親子一起共讀，父母與孩子在閱讀時——從故事中得到樂趣，從圖畫中瞭解疾病過程，從書中得到正確的知識，才能共同守護全家的健康。

最後，非常感謝親愛的表姊陳菁菁小姐的牽成，原水文化的林小鈴總編輯與楊雅馨小姐編輯一路的支持相助，以及周正成醫師的傾囊相授。當然還有我可愛的打噴嚏家人，謝謝你們的容忍與支持。

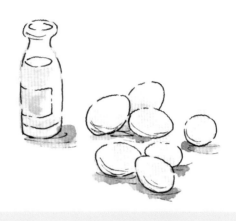

第 *1* 章

守護過敏・守候希望

■ 認識過敏

在遙遠的南方有一個神秘又美麗的山城叫阿拉基城，山城的氣候四季分明，景色宜人，住在城裡的人民生活富庶，到處可見到裝飾細膩的房舍與美麗的花圃。

　　山城的人民都非常勤奮的工作，無論是上班的、賣菜的、或是捕魚的，大家都想要給自己的家人過最好的日子。雖然不是很富有，但總算是衣食無虞。

　　有人問，這樣的生活應該很開心了吧？村民卻紛紛搖搖頭……原來，阿拉基城的人民太愛生病了！

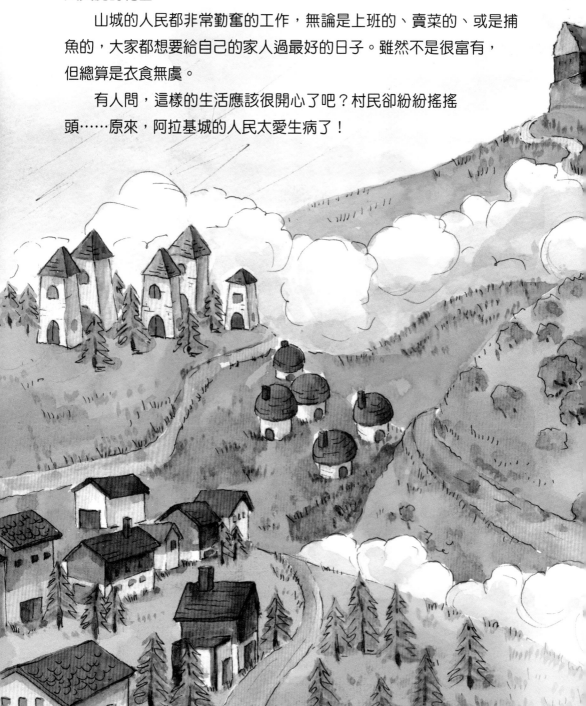

認識過敏與過敏疾病

稚嫩的兒童得以免於致命感染，逐漸成熟茁長，實賴免疫系統的正常發揮功能；然而當免疫功能失調時，兒童便會產生種種疾病。若兒童有先天或後天免疫功能低下的問題，會容易罹患反覆之嚴重或致命的感染。

若免疫功能過度亢進時，則會導致「過敏疾病」或「自體免疫疾病」的發生，其中又以免疫系統過度敏感的「過敏疾病」最為常見。

所謂的過敏就是免疫系統的「過度敏感」；至於，「過敏疾病」則是指有遺傳性過敏體質的兒童，在接觸環境中的過敏原或非過敏等刺激因素之後，產生局部或全身組織器官的慢性過敏發炎反應，所導致的疾病。

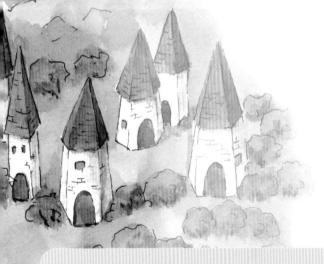

免疫系統的功能

- 鑑別體內的細胞組織是自身應有或外來侵入的；若是後者，則予以排除，以免異種細胞寄生體內。
- 鑑別體內的異常增殖細胞，予以清除消滅，避免腫瘤滋生。
- 鑑別外來細菌或病毒等病原體，產生免疫力，避免感染。

其實，山城的人民是非常講究生活品質的，家家戶戶總喜歡在自己的庭院種植花草，自己的房舍也整理得一塵不染，有的家庭會養一兩隻可愛的小貓、小狗，生活愜意極了！

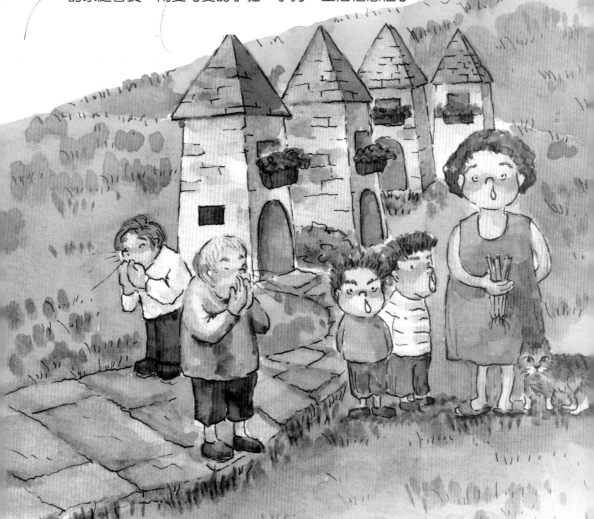

可是，不知道為什麼，村民們大多數的時間老是在生病，每當一起風，就會聽到哈啾！哈啾！哈啾！

尤其在變天的時候，每個人更是哈啾！哈啾！哈啾！

為了避免孩子生病，每天媽媽總給孩子補充蛋、牛奶等營養品，可是孩子們總還是哈啾！哈啾個不停。

過敏疾病的成因

過敏疾病的成因主要包括有三個特點，遺傳體質、環境因素、以及局部或全身組織之過敏發炎反應。

遺傳體質

俗語說：「龍生龍，鳳生鳳，老鼠的兒子會打洞！」大多數的過敏病童，都有明顯的過敏家族史；也就是過敏病童的父母、兄弟姊妹或親戚，曾罹患相同或不同過敏疾病的現象，在在顯示過敏疾病的確與遺傳體質呈現「正相關」。

這種免疫異常的遺傳體質，是指免疫系統受到刺激之後，容易產生「第二型T細胞免疫反應」，這種反應會活化嗜酸性白血球及促進免疫球蛋白E（IgE）的產生。而嗜酸性白血球及免疫球蛋白E是引起組織過敏發炎反應的重要機轉。

此外，遺傳基因研究則認為過敏疾病與多重基因遺傳有關；其主要的染色體異常位置最可能位於「第五對染色體基因」，這是促成過敏發炎反應的細胞激素群的基因所在位置。

另外，還有兩處有關的染色體異常位置則位於「第十一對染色體的基因」和「第十四對染色體的T細胞接受體基因」；它們與免疫球蛋白E和特異性免疫球蛋白的生成及反應，以及過敏性體質的形成有密切的關係。

環境因素

過敏疾病之所以發生，是因有過敏體質的兒童，長期接觸到環境中容易導致過敏的物質後，逐漸累積產生一種慢性過敏發炎反應，導致組織器官過度敏感；當過敏病童再遇到平常不應該引起反應的過敏原或非過敏刺激因素時，就會產生過敏的臨床症狀。

● 發炎反應細胞，及其分泌或刺激產生的細胞介質，導致局部組織的
  慢性發炎與傷害是過敏疾病的基本病理機轉。

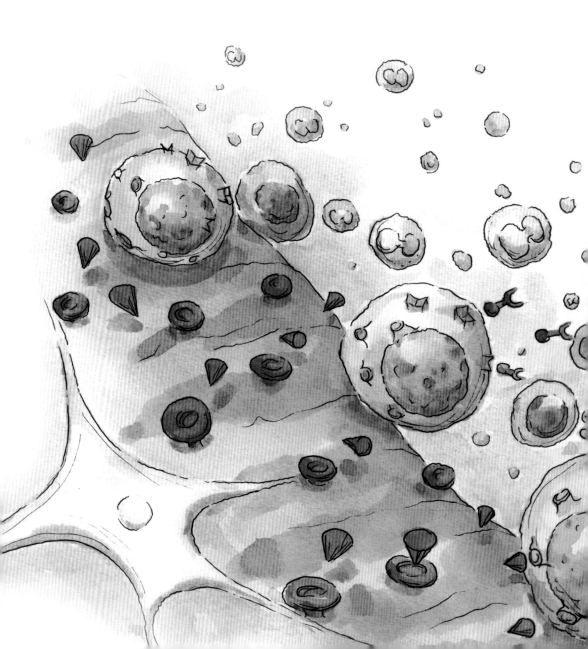

> ## 導致過敏的環境因素，因人而異
>
> - **吸入性過敏原**：塵蟎、黴菌、貓狗皮屑、蟑螂及花粉等。
> - **食物性過敏原**：牛奶、雞蛋、花生、堅果及蝦子、螃蟹、蚌殼等海鮮。
> - **常見的非過敏的刺激因素**：包括天氣劇烈變化、呼吸道病毒感染、冰飲及二手菸等。

　　一般而言，經遺傳而來的過敏體質是一個很難改變的事實，而當不能改變體質的時候，便需要改變周遭環境。所以，如何改善生活飲食環境，避免接觸過敏原或非過敏的刺激因素，是照顧過敏病童的重要課題。

局部或全身組織之過敏發炎反應

　　過敏疾病的免疫致病機轉，主要是局部或全身的慢性發炎反應。根據過敏疾病的病理組織研究顯示，過敏組織會有明顯的嗜酸性白血球、嗜中性白血球、T細胞及肥胖細胞等發炎反應細胞局部增加，這些細胞及其分泌或刺激產生的細胞介質，會導致組織的慢性發炎反應，引起過敏症狀。

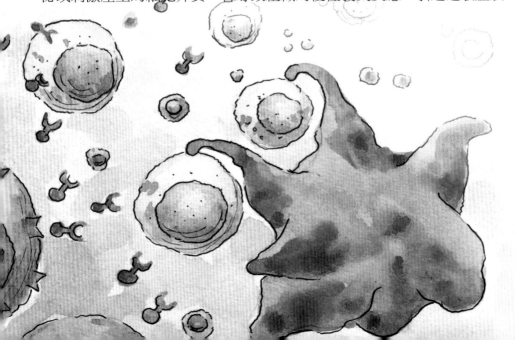

阿拉基城中有好幾個部落，每個部落的族人各有特色，例如：長得像海狗的阿斯瑪族、老是淚汪汪的紅眼族、或是動個不停的阿托皮猴族……。

　　由於大家都愛生病，而且每一個部落生的病也都不太一樣。有的部落愛打噴嚏，有的部落皮膚老是癢得要死，有的部落一碰到過敏的東西就昏倒。這一些奇怪的症狀讓他們逐漸發展出自己的奇特造型。

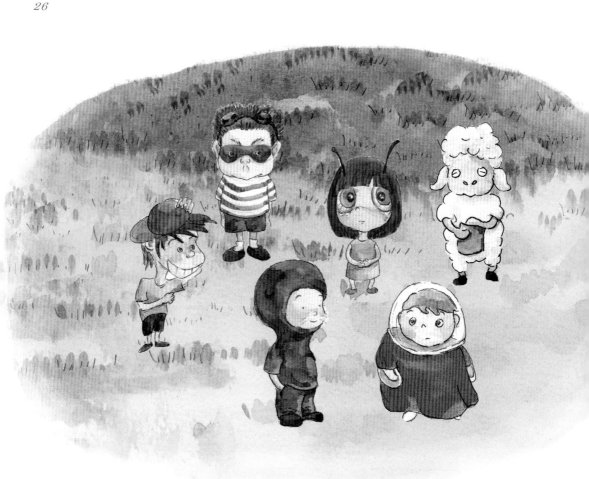

常見的過敏疾病

　　過敏疾病即依據受侵犯器官的部位不同與臨床症狀的特徵差異做分類。

- 慢性發炎反應主要表現在鼻子，就是「**過敏性鼻炎**」（Allergic rhinitis）。
- 表現在眼睛，就是「**過敏性結膜炎**」（Allergic conjunctivitis）。
- 表現在支氣管，就是「**氣喘**」（Asthma）。
- 表現在皮膚，就是「**異位性皮膚炎**」（Atopic dermatitis）或「**蕁麻疹**」（Urticaria）。
- 若引起嚴重全身性過敏反應，就是「**全身型過敏性反應**」（Anaphylaxis）。
- 若就特定過敏原而言，因食物引發，則稱為「**食物過敏**」（Food allergy）。

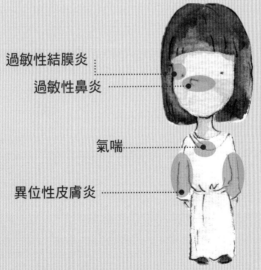

過敏性結膜炎

過敏性鼻炎

氣喘

異位性皮膚炎

　　有過敏體質的兒童，常常不只單一器官罹病，而是數病齊發，同時有數種過敏疾病。臨床症狀可以同時出現，也有可能在不同年紀時，以不同疾病的症狀特徵為主。

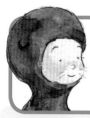

阿斯瑪海狗族
夜間發出細微的鳥鳴或海狗聲，只要稍微運動就臉色蒼白，並發出奇怪的海狗聲。

氣喘（Asthma）

　　台灣兒童氣喘的盛行率約15~20％，男生多於女生，且有潛在的生命威脅，所以被認為是最主要的兒童慢性疾病。

　　氣喘是一種與過敏體質密切相關，因環境誘發因子，引起下呼吸道發炎，所導致的可能恢復之慢性呼吸道阻塞疾病。病童會有咳嗽、呼吸急促、呼吸困難、呼氣有時會喘鳴聲等症狀，其喘鳴聲如海狗，故被戲稱為『海狗一族』。這些病症常常突然發作，而且反覆產生；有時可能會自然消失，但往往需要適當的藥物才能緩解。

　　兒童氣喘病的症狀變化很大，有些人以典型的喘鳴發作來表現，如：持續劇咳、呼吸急促、呼吸困難、呼吸時帶有喘鳴聲、講話斷續不連貫、焦躁不安、臉色蒼白。但更多的兒童是以「長期慢性咳嗽」為主要的症狀，夜間、季節交替、冰飲、運動、接觸塵蟎、二手菸或劇烈情緒反應時會加重表現，是其特點。

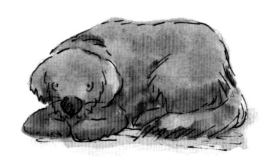

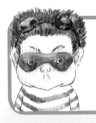

賴尼貓熊族

他們的特徵是有黑眼圈，老是掛著兩條鼻涕，還不時做著鬼臉。

過敏性鼻炎（Allergic rhinitis）

過敏性鼻炎是兒童最常見的過敏性疾病。臨床症狀以長期的鼻子癢、打噴嚏、流鼻水、鼻塞、喉腔異物感和咳嗽為主。持續期間較長，往往超過一般感冒的病程；特別是在季節交替、天氣冷熱變化、接觸過敏原時，常會惡化。病童的「下眼皮」較黑，狀似熊貓，常被稱為「熊貓族」。因鼻子癢而揉鼻子、扮鬼臉；鼻塞而不自覺地張口呼吸、口唇乾燥、上課不專注；因鼻涕倒流而有喉頭異物感、清理喉嚨般地咳嗽、睡覺出現打呼聲。

此外，病童常伴隨其他過敏疾病，包括過敏性結膜炎、異位性皮膚炎、蕁麻疹或氣喘。然而，過敏性鼻炎的症狀嚴重度因人而異；症狀輕微者，常不以為意，不須或不想治療；但若症狀明顯，已干擾日常生活則會影響兒童上課學習表現，甚至會引發「副鼻竇炎」或「中耳炎」的併發症。

若長期疏於照顧、治療，一旦症狀惡化加劇，有時會發展成不自主的顏面、臉部或肩頸動作，或有異常發聲，即所謂的「妥瑞氏症」。

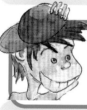

紅眼族

他們總住在清澈的山上，他們有預知天氣的能力，一遇到雨天眼睛即不停的眨，眼眶泛著淚光很感動的告訴你要下雨了。

過敏性結膜炎（Allergic conjunctivits）

　　有過敏性鼻炎的病童，常常伴隨並存有眼睛過敏現象，引起眼睛發癢、眨眼、揉眼、眼紅甚至結膜泛黃等臨床症狀，就是所謂的「過敏性結膜炎」。

　　過敏性結膜炎的過敏原，往往和過敏性鼻炎相同。所以在接觸過敏原後，除了眼睛症狀外，常常伴隨打噴嚏、流鼻水、鼻塞或是鼻癢等過敏性鼻炎症狀。但若出現黃膿眼屎，且伴隨發燒或喉嚨疼痛的症狀時，則要考慮是否因「感染」所導致的結膜炎。

阿托皮猴族

總是動來動去的停不下來，他們擅長擔任棒球隊的教練。

異位性皮膚炎（Atopic dermatitis）

　　異位性皮膚炎是兒童最常見的「慢性發癢性皮膚疾病」，由於病童常不時搔抓，故戲稱為「抓猴一族」。

　　雖然異位性皮膚炎會發生在任何年齡層，但多以小朋友為主，此外，隨著發病年齡不同，而有特「異」的好發部「位」──

　　1.嬰兒、幼兒：頭、臉、耳後、頸及肘背、腕背、膝蓋等四肢伸側。

　　2.學童、青少年：肘彎、內腕、膝彎等四肢屈側。

　　3.嚴重時則可全身廣泛發作。

　　其皮膚症狀之特徵為皮膚較乾燥、搔癢難耐，濕悶流汗、過度搔抓、接觸或吞食過敏食物後惡化。惡化時，偶爾會以濕疹表現；長期搔抓易導致皮膚粗厚、色素沉著之苔蘚樣變化。細菌或疱疹病毒感染，是常見併發症。

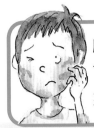

膨膨的紅臉族
可以在他們的皮膚上畫線，劃過的地方，都會凸起來。

蕁麻疹（Urticaria）

蕁麻疹是一種可由多種原因造成，在皮膚表面形成膨疹；有時會併發血管性水腫，同時於身體其他器官發病，於呼吸道引起呼吸困難，於腸胃道引起吞嚥困難、胃部不適、腹部疼痛、嘔吐。

蕁麻疹的誘發因素，如：食物（蚌殼類海鮮、食物添加物、蛋、堅果）、食品添加物、藥物（磺胺類抗生素、阿斯匹靈、其他非類固醇抗發炎藥物）、感染、昆蟲螫刺、陽光、運動、情緒壓力及外在物理性作用等。不過，仍有許多蕁麻疹兒童，無法由病史或過敏原檢測找出誘發因素。

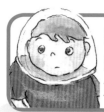

阿納費拉泡泡族

這一族算是少數族群，他們最怕也絕對不能碰到過敏的東西，只要接觸到馬上倒地休克。目前已經快絕種了。

全身型過敏性反應（Anaphylaxis）

全身型過敏性反應是一種快速發生地，由再次接觸過敏原引起的，經由免疫球蛋白E媒介，使得組織肥胖細胞與周邊血流嗜鹼性白血球釋放出強效細胞介質，所造成的立即型全身性過敏反應。

臨床症狀發作的嚴重度，則因人而異，包括全身的皮膚變化、眼鼻喉部發癢；噁心、嘔吐、腹疼等腸胃症狀；聲音嘶啞、發聲困難及吞嚥困難等上呼吸道阻塞現象；喘鳴和胸悶等下呼吸道阻塞現象；以及心血管休克，甚至死亡。

造成全身性過敏反應常見的誘發原因包括：昆蟲螫刺（尤其是黃蜂）、食物（花生最常見）、藥物（盤尼西林、麻醉藥、胰島素及放射科診斷用顯影劑較常見）、過敏原萃取物（用於減敏治療）、疫苗、乳膠等。全身型過敏性反應雖然罕見，但卻具有潛在性的生命威脅，不可不慎。

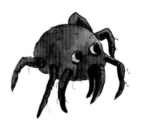

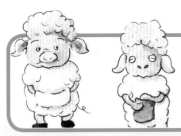

富特羊族
特徵是一吃東西就臉就變形，變成一個大豬頭。

食物過敏（Food allergy）

食物過敏，是指接觸特定食物之後，因免疫機轉而導致過敏臨床症狀的現象；其過敏臨床症狀千變萬化，前述各種過敏疾病的臨床表現都有可能出現。在嬰兒期，最容易引起過敏的是牛奶和蛋；其他年齡，則以花生、帶殼海產及堅果類較常見。

防治食物過敏最重要的基本原則，就是完全避開會引起過敏的食物。

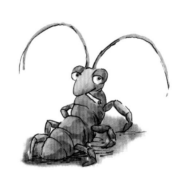

阿拉基山城的部落很奇特吧！

據說，幾千年前他們的祖先就是長得那麼奇怪。

有趣的是，不單單每一族有自己特有的標記，有的族人因為與其他族通婚而造成兩種標記都有。

賴尼貓熊族先生跟賴尼熊貓族小姐結婚生下來一定是眼框黑黑的小貓熊族，可是，萬一貓熊族的先生跟紅眼族的小姐結婚生下來的小孩就慘了——變成紅眼貓熊小寶寶，不幸的是，有時候小寶還有其他族的特徵。

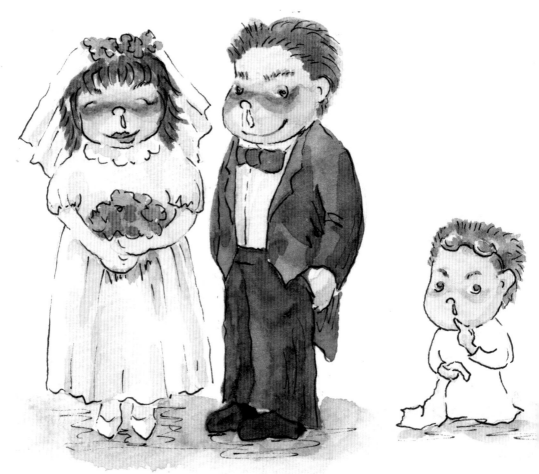

● 貓熊族小姐與貓熊族先生，生下 "小貓熊" 寶寶。

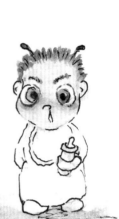

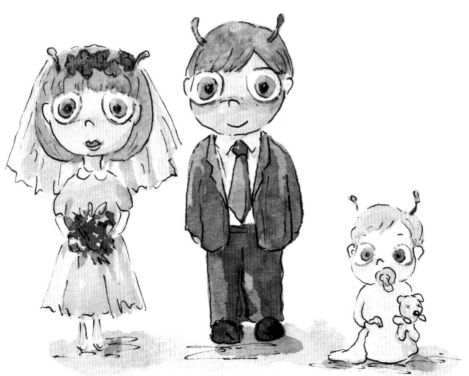

●貓熊族小姐與紅眼族先生，生下〝紅眼貓熊〞寶寶。

●紅眼族小姐與先生，生下〝紅眼〞寶寶。

為了得到妥善的照顧，生下來的小孩只要經過族人認證，才能被確定歸為該族的族人，就可以穿戴上可以保護他們的裝備與護身符。

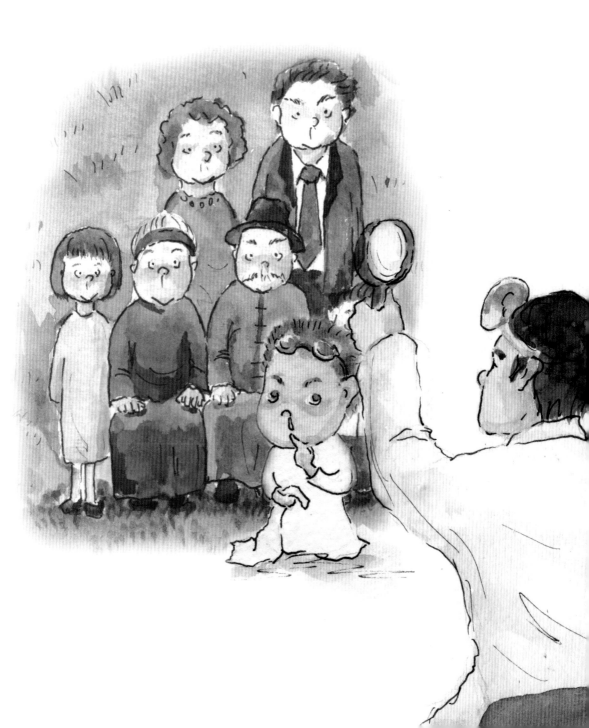

過敏疾病的診斷

　　兒童過敏疾病的種類繁多，臨床症狀林林總總，但絕大多數的過敏疾病都有其臨床特徵，一般而言，只要透過兒童的病史、過敏家族史、家長的細心觀察，以及醫師的專業診治，通常可以得到正確的診斷並判別疾病的嚴重度。

　　必要時，再經由過敏體質與過敏原的檢測，找出過敏兒童的過敏誘發因素。綜合正確的診斷、嚴重度的判斷及誘發因素的確認，醫師可以藉與病童、家長會談，擬定對病童最好的生活照顧與醫療處置。

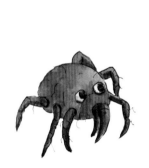
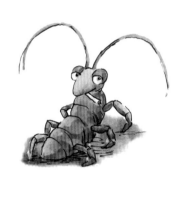

兒童常見過敏疾病的臨床特徵

過敏疾病	臨床特徵
過敏性鼻炎	• 長期的鼻子癢、打噴嚏、流鼻水、鼻塞、喉頭異物感與清喉嚨般咳嗽。 • 季節交替、氣候（室溫）冷熱變化、接觸過敏原時，症狀加劇。 • 下眼瞼較黑、兩眼間有橫皺紋、張口呼吸、口唇乾燥、睡覺打呼、晨醒清痰打噴嚏。 • 出現拍耳、耳疼或聽力有異，須留意有無「中耳炎」；有膿鼻涕、清喉、重咳或口臭時則要留意「副鼻竇炎」。
過敏性結膜炎	• 過度眼癢、眨眼、揉眼、眼紅、眼黃。 • 不應有黃濃眼屎，若「有」則要考慮感染性結膜炎。
氣喘	• 反覆發作的喘鳴、胸悶、呼吸困難及咳嗽。 • 夜間、季節交替、冰飲、運動或接觸過敏原時惡化。 • 使用支氣管擴張劑和抗發炎藥物後，症狀緩解。 • 小於五歲幼童之喘鳴，原因複雜，應請兒科醫師或兒童過敏免疫專科醫師鑑別診斷。
異位性皮膚炎	• 皮膚乾燥、搔癢、長期久抓後皮膚粗厚、惡化時會有濕疹。 • 好發於臉、耳後、頸、肩、肘、腕、膝、踝等關節伸側或屈側，嚴重時可全身皮膚發病。 • 溼悶流汗、搔抓、接觸或吞食過敏食物後惡化。
蕁麻疹	• 會癢的皮膚隆起病灶。 • 偶會併發聲音沙啞或呼吸困難的呼吸道症狀；或併發噁心、嘔吐、吞嚥困難，或腹疼的腸胃症狀。 • 食物、藥物、感染、昆蟲螫刺、陽光、運動、情緒壓力及外在物理性作用均是可能之誘發因素。 • 慢性發作者，卻常找不到過敏原。

過敏疾病	臨床特徵
全身型過敏性反應	・再次接觸過敏原後，症狀立即且嚴重。 ・可能出現皮膚紅疹、腸胃症狀、上呼吸道阻塞現象、下呼吸道阻塞現象、意識障礙或心血管休克等。 ・昆蟲螫刺（黃蜂）、食物（花生）、藥物（盤尼西林、麻醉藥、胰島素、放射科診斷用顯影劑）、過敏原萃取物、疫苗、乳膠等，是常見的誘發因素。
食物過敏	・前述各種過敏疾病的臨床特徵，都有可能出現。 ・常有明顯的食物過敏病史，可以藉由過敏原檢測協助判斷。 ・接觸過敏食物後，臨床症狀明顯惡化；避免接觸過敏原後，症狀緩解。 ・常見的過敏食物，包括牛奶、蛋、花生、有殼海產及堅果類。

註：有過敏遺傳體質的兒童，可能同時表現數種過敏疾病的臨床特徵，也可能在不同年紀時以不同的單一過敏疾病表現臨床症狀。

　　雖然典型的過敏疾病臨床特徵，即足以作出正確的診斷，然而有許多臨床狀況，並非由家長能夠清楚判斷，例如：只有夜咳，是否為氣喘；過敏性鼻炎病童是否併發副鼻竇炎或中耳炎；五歲以下兒童喘鳴，是否因氣喘以外之疾病所造成；發燒時併發呼吸困難，是否氣喘亦或肺炎；嬰幼兒皮膚炎長久不癒，是否為異位性皮膚炎以外的乾癬、先天免疫不全症、甚至是腫瘤；慢性蕁麻疹的過敏病因為何？是否有自體免疫疾病的可能；全身性過敏反應，應如何確認可能致病的過敏原；食物過敏該如何找出過敏原……，而這些臨床症狀的判別，均有賴專業醫師的協助。建議家長在面對過敏病童的初次診斷，以及有臨床症狀或照顧治療的疑慮時，應請兒科或過敏免疫專科醫師診治。

阿拉基山城有專門用來認證身分的印章，只要經過印章確認孩子為該族族人，就能戴上該族特有的護身符了。

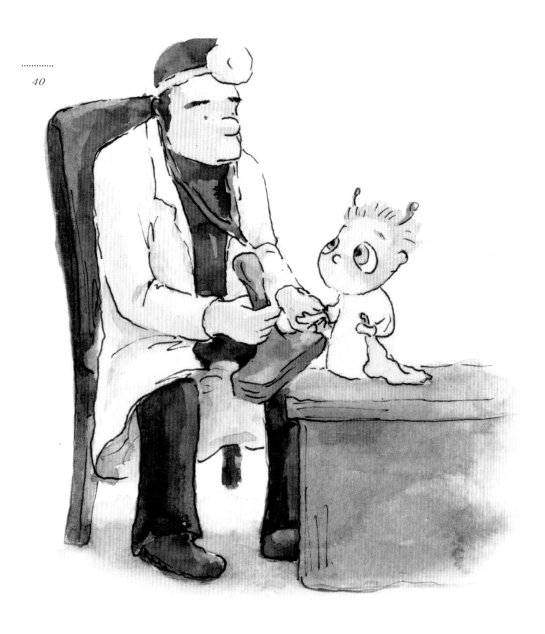

是「感冒」還是「呼吸道過敏」？

　　小孩子咳嗽、流鼻水，到底是俗稱「感冒」的上呼吸道感染，還是「氣喘」或「過敏性鼻炎」的上呼吸道過敏？是生活照顧上最令家長困擾的問題。由於氣喘病童，經常伴隨有過敏性鼻炎，所以過敏時，兩種疾病的症狀常會一起出現。然而，氣喘不一定只出現喘鳴或呼吸窘迫，而是以「咳嗽」表現；至於，過敏性鼻炎則是「打噴嚏」、「流鼻水」、「鼻塞」或「咳嗽」。

　　一旦，咳嗽與流鼻水兩種症狀同時出現時，常與感冒症狀無法區別，所以當真的過敏發生時，家長經常會誤認為是感冒；此外，呼吸道的病毒感染，往往會使得原本有氣喘或過敏性鼻炎的兒童其呼吸道症狀更加惡化。因此，不論一開始是感冒，或是過敏發作，對過敏兒童來講都不應只是以普通的感冒來治療，而應當同時給予過敏藥物，才能使症狀及早緩解。

感冒與呼吸道過敏的區別

疾病症狀	感冒	呼吸道過敏
咳嗽、流鼻水、鼻塞	常見	常見
發燒	常會	不會
頭疼、喉疼、疲倦、全身痠疼等伴隨症狀	常見	罕見
呼吸道症狀超過10天或伴有胸悶、喘鳴	不會	常見
明顯誘發或惡化因素	無	常有（特別是在夜間、季節交替、冰飲、運動、過敏原）
身體檢查時，咽喉發紅	會	不會
呼吸急促，胸壁凹陷	不會	氣喘時會（若伴隨發燒，須鑑別診斷肺炎或細支氣管炎）

過敏體質與過敏原檢測

　　過敏兒童經醫師確診後，應進一步確認過敏體質和找出誘發過敏疾病的過敏原。目前我們常使用的方法，除了依據過敏病史、過敏家族史之外，可進行皮膚與血液檢測。

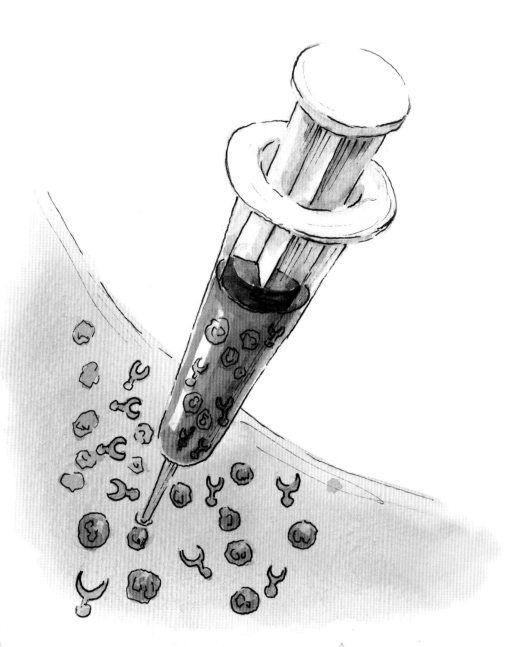

　　經由抽血，觀察血液中嗜酸性紅血球總數與免疫球蛋白E濃度是否增加，可幫助過敏體質的判斷。有些醫院更建議，由新生兒臍帶血免疫球蛋白E值來預估嬰兒有無過敏疾病的可能性。然而，若有典型的過敏臨床特徵或明顯的過敏家族史，就可判斷兒童有無過敏體質，不須做過敏測試；更何況臍帶血的預測可信度，也不如過敏家族史可靠；此外，臍帶血免疫球蛋白E值的高低，也無法預測將來發生過敏疾病的種類或嚴重度。

　　若要找出過敏兒童在環境中的致病原因，也就是可能的過敏原，有兩種常用的方法：

　　● **皮膚過敏原試驗**：將各種特異性過敏原試劑少量置於單支或8支刺腳的過敏原投與器，將過敏原投與器在過敏兒童的前臂腹側用力壓迫皮膚，讓過敏原試劑滲入皮膚表層；或是將過敏原試劑直接用注射針筒注入過敏兒童的皮膚，於15～20分鐘後，觀察皮膚紅腫反應的程度。

　　皮膚過敏原試驗，雖然是一種敏感度很高的診斷工具，但並不是每個呈陽性反應的人都有過敏症狀。如果兒童對某一種過敏原沒有反應，幾乎可以確定不會對其過敏。不過，由於到青少年期仍可能會出現新的過敏原，所以即便測試為陰性的可能過敏原，必要時也可以隔年再重覆測試。

　　● **血清特異性IgE檢查**：若兒童有嚴重的異位性皮膚炎而不能停用抗組織胺的治療；或是因為對食物或吸入性過敏原會引發全身型過敏性反應，無法接受皮膚過敏原測試時，便可利用也相當實用可靠的血清特異性IgE檢查。

　　血清特異性IgE檢查只需3～5毫升血液，即可檢測數十種過敏原；陽性或陰性結果的臨床解讀及生活指導原則，和皮膚過敏原試驗相同。

　　至於坊間以血清特異性過敏原「IgG」檢查或細胞白血球反應，做為慢性食物過敏的依據，是錯誤的醫療觀念與行為，不應做為過敏病童生活飲食的參考。

阿拉基城以季風聞名，尤其到了秋冬時節，風大到令人難以步行，每當季風來襲，族人總是忙成一團，孩子們紛紛戴起口罩，媽媽們則拼命清洗家裡，曬被子。

　　深怕愛生病的族人又開始流鼻涕咳嗽。

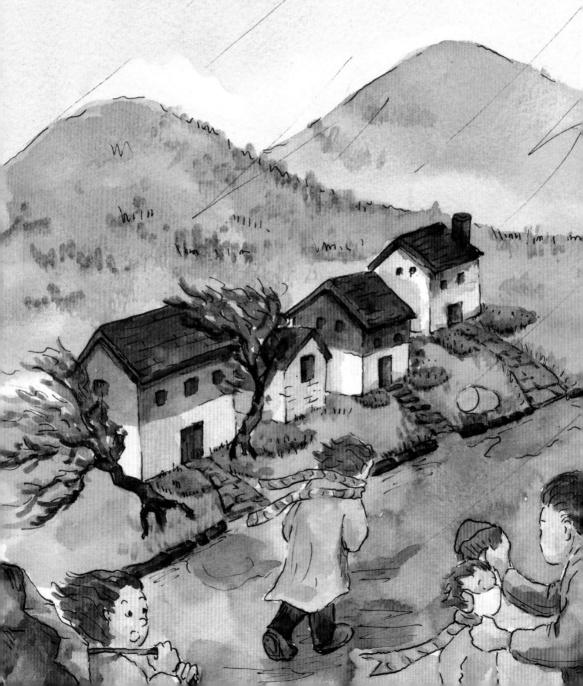

過敏疾病的防治

　　過敏疾病的三大要素為遺傳體質、環境刺激及局部或全身的慢性發炎反應。因此過敏疾病的防治，即針對此三大方向，期待能改變過敏體質、避免環境誘發因素，以及妥善使用抗發炎藥物治療。

改變過敏體質

　　「過敏疾病可以一勞永逸，永遠根治嗎？」、「過敏體質可以改變嗎？」、「過敏症狀可以根除嗎？」……這些是過敏兒童的家長發自內心的真切企盼，也是醫師在門診時，最常被詢問的問題。

　　過敏體質已知是一種和多重基因遺傳有關，導致身體免疫系統容易在接觸環境刺激時，產生第二型T細胞反應，在全身和局部組織活化各種發炎反應細胞及分泌許多細胞發炎反應介質，而引起局部或全身的過敏現象。所以想「根除」過敏體質，一是從改變過敏基因，二是從改變細胞免

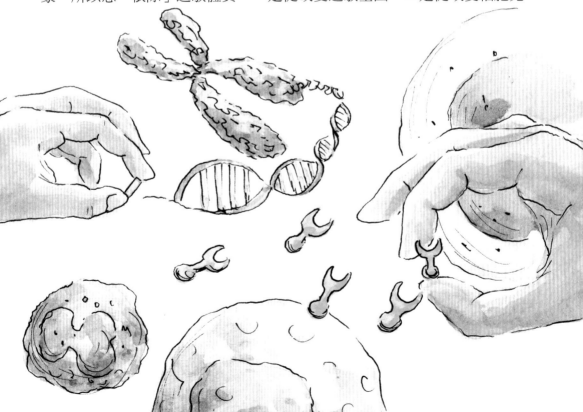

他們虔誠拜拜乞求著，老人家總是笑著說：「順著天吧！總會好的……」，以前的人也是這樣長大的。

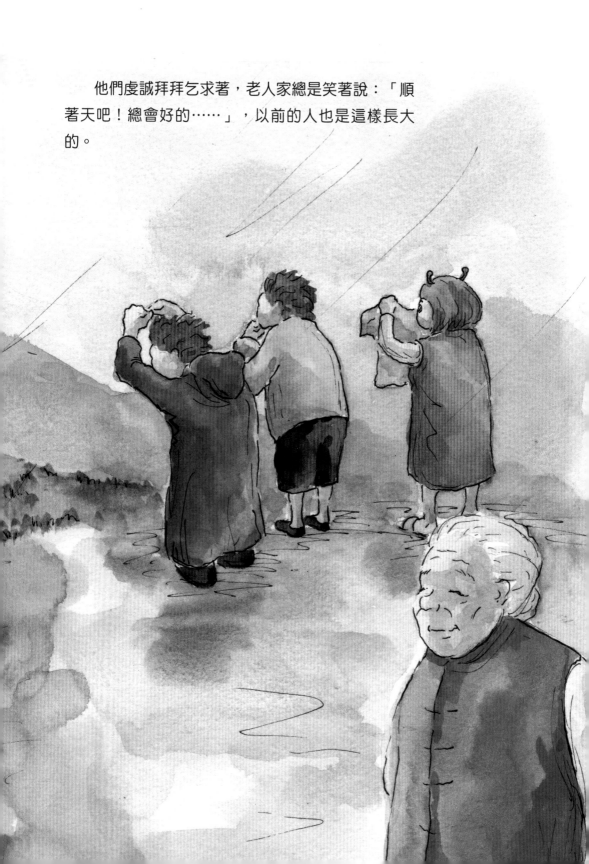

疫反應傾向著手。

就改變過敏基因而言，以目前醫學，只能考慮做取自沒有過敏體質細胞的異體骨髓或幹細胞移植。進行異體骨髓或幹細胞移植，須先以強烈免疫抑制劑清除自己的免疫細胞，但有致命感染的危險；即使移植成功後，也要終身服用免疫抑制藥物。然而，過敏疾病絕大多數均無致命之虞，且可因環境改善或妥善使用藥物，即能獲致良好之生活品質；所以沒有移植的必要

就改變免疫系統的傾向過敏反應而言，目前醫界致力的方向有二：

● **過敏疫苗**：是利用基因選殖技術，將帶有過敏原胺基酸或核醣核酸序列的疫苗注射進入動物，使動物不會對該過敏原產生過敏反應。這種以疫苗保護兒童，使過敏不會發作的研究，在動物實驗已進入初步成功階段，然而這個研究方向，距離安全而有效的人體實驗，仍有一段漫長的路要走。

● **免疫療法**：俗稱「**減敏療法**」，是將病患已知的過敏原萃取物，由低劑量逐漸增加到高劑量，以「定期」注射或口服的方式給予過敏兒童，達到改變過敏兒童對該過敏原的免疫反應，以降低或完全消除該過敏原所引起的症狀。

免疫療法對於呼吸道過敏疾病兒童，有70～80％成效，但需長期且持續地接受療程。這種治療對特定單一過敏原的病童較有效，但不適用於食物過敏或皮膚過敏。治療過程時，有時會發生嚴重的過敏反應，所以需要在醫院裡由受過完整訓練的醫師施行。

至於坊間號稱能根治過敏的治療，大多是改變飲食習慣或長期服用抗敏物質，例如：益生菌、深海魚油、抗氧化基物質、抗敏保健食品等，幾乎都不符合實證醫學的臨床研究，實不足取。

雖然目前醫學對徹底改善過敏遺傳體質的研究，仍未能符合大眾的期待，但其實過敏體質及多數過敏疾病，將隨著兒童成長而自然改善，且過敏症狀也會隨著年齡而舒緩。因此過敏兒童的父母，不必焦慮，只要做好環境改善及妥善使用藥物，讓過敏發炎現象及症狀不要持續惡化，更不必四處妄求不必要的根治秘方。

避免環境誘發因素

　　面對過敏遺傳體質難以立即改變的事實，照顧過敏兒童，就須更積極改善其環境，避免接觸過敏原或非過敏的刺激因素。許多研究顯示，長期避免接觸過敏原，可以減少及防止過敏症狀的發生。

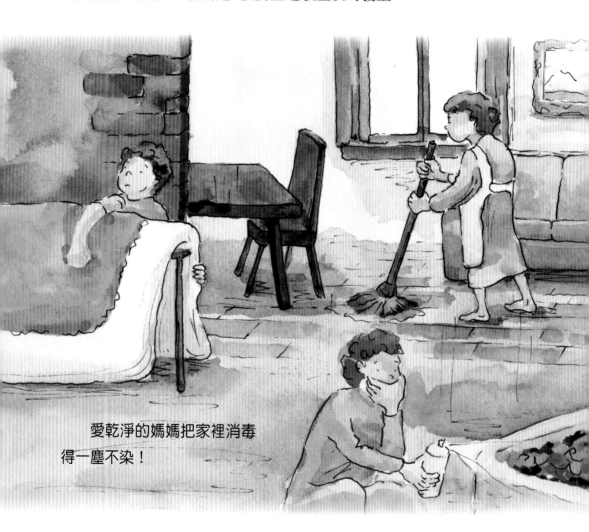

愛乾淨的媽媽把家裡消毒得一塵不染！

避免接觸兒童常見過敏原的原則

過敏原	防治原則
塵蟎	· 寢具、沙發使用防蟎覆套。 · 移除地毯及厚重的窗簾。 · 避免使用填充性玩具。 · 除濕機與空氣清淨機有輔助的效果。
貓狗皮屑	· 寵物移出家中後，屋內過敏原的濃度通常需經過六個月的時間，才能降到足以減少誘發氣喘反應的濃度。 · 應將寵物移置屋外。
黴菌	· 使用除濕機。 · 使用稀釋的漂白水清洗發黴的表面。 · 修補滲漏處。 · 不要放置地毯。
蟑螂	· 勤於清掃。 · 使用專業的除蟲方法。 · 使用不透氣的套子覆蓋寢具。
過敏食物	· 過敏食物有個人體質差異，家長不應將所有易致過敏的食物全部禁止孩童食用。 · 較大兒童之呼吸道過敏疾病，和食物較無關係。 · 皮膚測試或特異性過敏原IgE可供參考。 · 以特異性過敏原IgG或白血球反應測試，規範應避免之食物，是不正確的觀念和方法。 · 食用時症狀惡化，避食後症狀緩解，是唯一的確診方式。 · 引起全身型過敏型反應的過敏食物則要完全禁止。

有的媽媽聽說運動可以治療疾病，他們每天督促孩子去游泳、跑步。

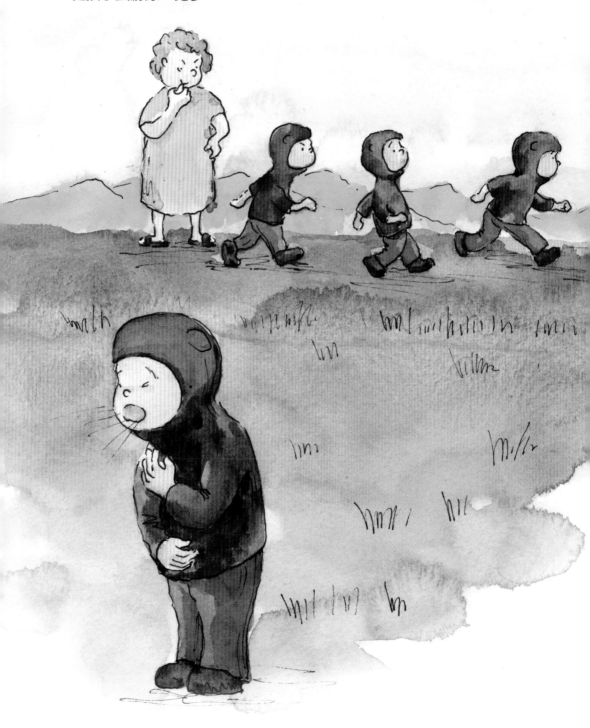

　　至於，非過敏的刺激因素，則以「避免二手菸」及「適當的運動」最為重要。避免抽菸或二手菸，對防治呼吸道過敏疾病的重要性，舉世公認，毫無疑問；至於運動，許多家長有錯誤的觀念，認為孩子運動之後可能導致咳嗽或氣喘發作，便限制孩子的生活及運動空間，這是不正確的作法，事實上有些氣喘兒童甚至可以當選手，爭取獎牌。

　　至於，如何選擇適當的運動，運動前的熱身活動，以及何時該使用藥物…等，將於第二章（詳見P.83）詳細說明。

一般家庭則備有一些祖傳藥方，有治咳嗽的、有治鼻塞的……還有一大堆奇奇怪怪的藥。即便如此，醫院與藥草店仍是大排長龍。

　　此外，還有一個有趣的現象，雜貨店的生意非常好，其中熱銷物品──「面紙」，每天賣到缺貨。

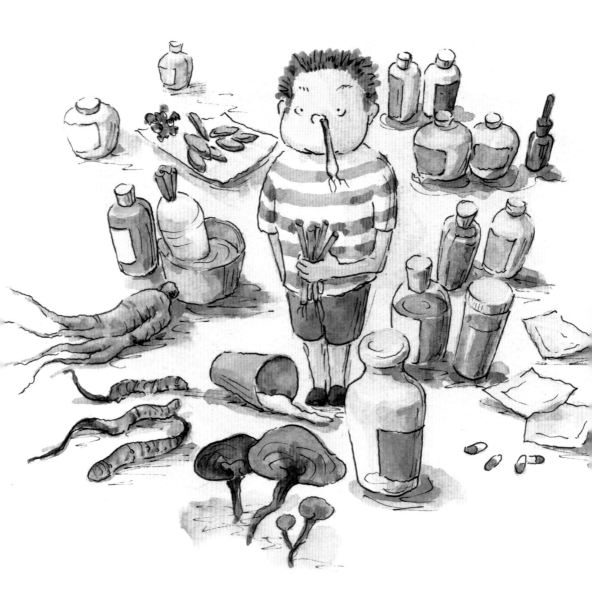

妥善使用藥物治療

　　呼吸道與皮膚之過敏疾病的核心致病機轉，主要是「局部」的慢性發炎反應。所以治療過敏的「治本」方法，應是使用「局部」的抗發炎藥物。

　　目前常使用的抗發炎藥物，有類固醇、口服白三烯受體拮抗劑，以及皮膚外用的Tacrolimus（普特皮軟膏）和Pimecrolimus（醫立妥乳膏）。雖然後三者為非類固醇用藥，但其抗發炎及臨床效果均比局部類固醇遜色。

● 類固醇 "接觸" 發炎細胞後，會同時 "命令" 多製造抗發炎物質，且減少製造發炎物質。

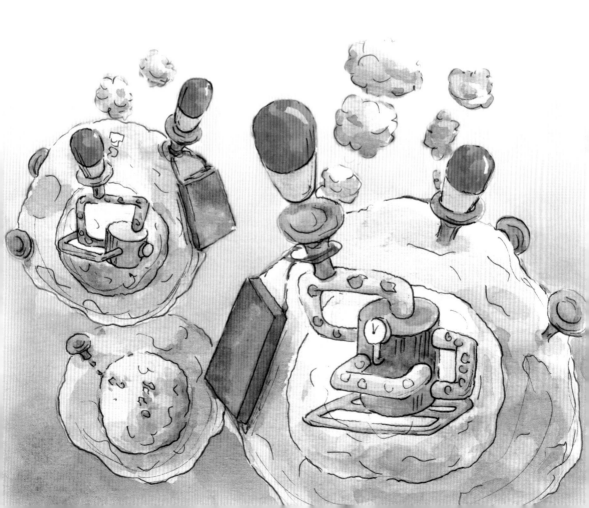

過敏疾病的藥物治療原則

過敏疾病	藥物治療原則
過敏性鼻炎	• 鼻腔類固醇噴劑可長期使用。 • 有鼻炎症狀時，可口服抗組織胺。 • 鼻塞時可口服或局部鼻黏膜收縮劑。 • 局部鼻黏膜收縮劑。不可連續使用超過5天，且兒童不宜使用。 • 有中耳炎或副鼻竇炎之併發症時，應使用有效之抗生素10～14天。
氣喘	• 吸入型類固醇，是控制氣喘的首選藥物。 • 白三烯受體拮抗劑，於輕度氣喘時，是吸入型類固醇藥物的次佳替代藥物；於氣喘控制不良時，不可取代吸入型類固醇。 • 吸入型類固醇併用吸入型長效乙二型交感神經興奮劑，適用於中重度氣喘或單用吸入型類固醇藥物控制不佳時。 • 仍控制不佳之重度過敏氣喘，可使用靜脈注射型IgE抗體。 • 急性發作時，應使用吸入型速效乙二型交感神經興奮劑；必要時，得併用口服或注射型類固醇。
異位性皮膚炎	• 可長期口服抗組織胺。 • 皮膚若惡化時，可使用局部類固醇、Tacrolimus或Pimecrolimus。 • 嚴重惡化時，得短期口服類固醇。 • 重症病患，可嘗試免疫抑制或調節製劑。 • 併發感染時，可投與抗生素、抗黴菌藥物或抗病毒藥物。
蕁麻疹	• 症狀期間，可口服抗組織胺。 • 嚴重發病時，可短期併用口服類固醇。 • 慢性蕁麻疹，控制不良者，可併用第一型及第二型抗組織胺。
全身型過敏性反應	• 盡速給予注射型腎上腺素。 • 必要的緊急處置，包括氧氣、注射型抗組織胺、靜脈注型類固醇、口腔咽喉的人工氣道，及維持靜脈輸液治療。
食物過敏	• 依其過敏反應的臨床表現，依上述原則，給予適當的藥物。

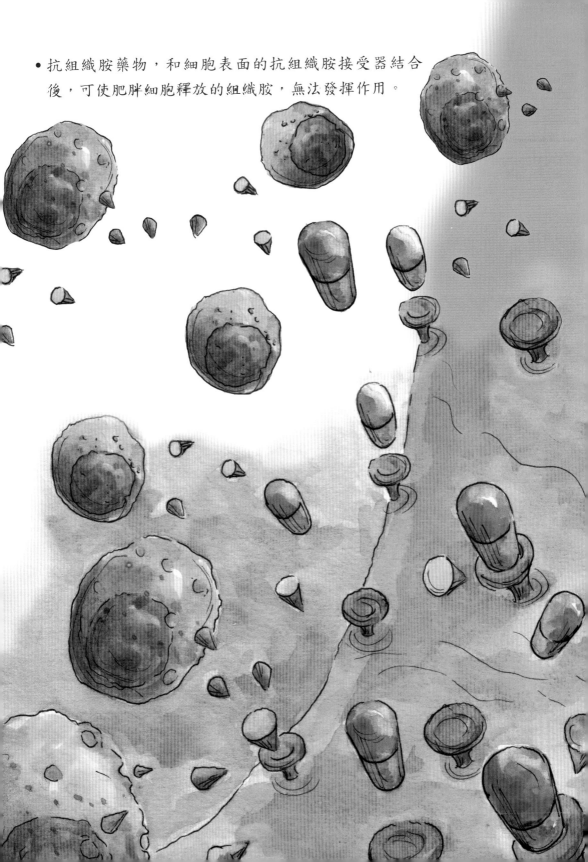

● 抗組織胺藥物，和細胞表面的抗組織胺接受器結合後，可使肥胖細胞釋放的組織胺，無法發揮作用。

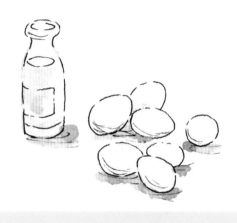

第**2**章

咳得令人心疼・喘到令人心驚

■氣喘

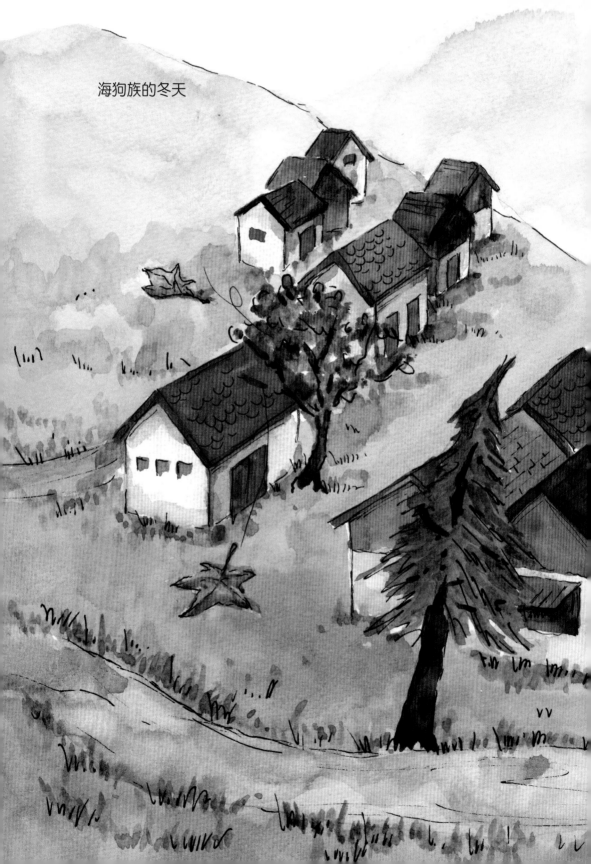

海狗族的冬天

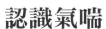

認識氣喘

　　氣喘是一種與過敏體質關係相當密切的疾病；由於環境當中的過敏原，或是非過敏的刺激因素，引起支氣管慢性發炎的疾病。氣喘病人常會有咳嗽、呼吸急促困難、呼氣時有喘鳴等症狀。這些病症常常突然發作，而且反覆產生，有時可能會自然消失，但大部分需要藥物治療才能解決。

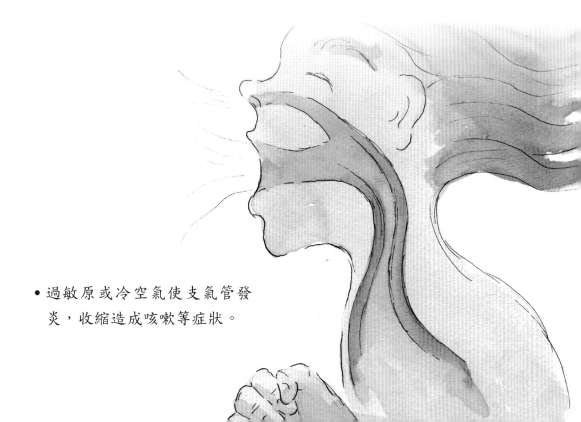

● 過敏原或冷空氣使支氣管發
　 炎，收縮造成咳嗽等症狀。

冷風呼呼的吹，這一年的冬天天氣特別的差！

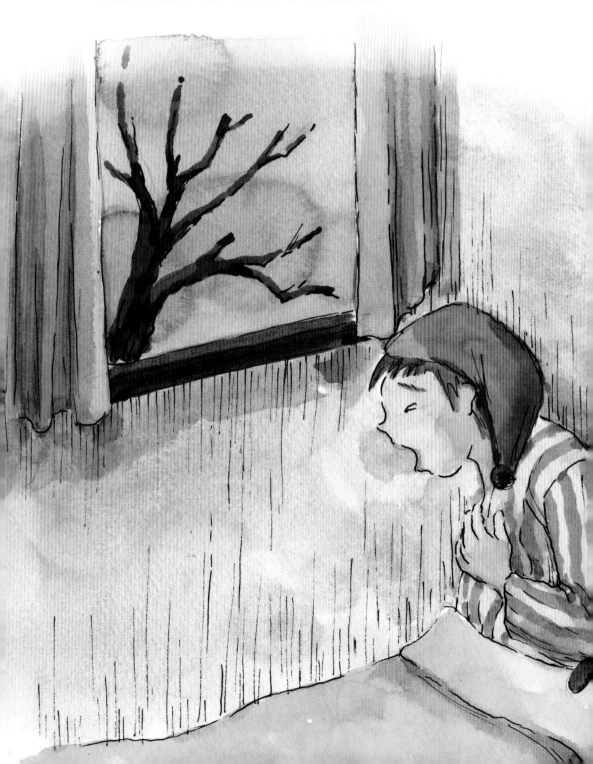

　　氣喘是相當常見的兒童慢性疾病。根據統計調查顯示，在1974年台北市兒童的氣喘盛行率為1.4％，1985年的統計數據為5％，1994年為10.8％，2007年還升高至20.3％。20年間，罹患氣喘的兒童增加了14倍。也因此，氣喘病可說是兒童相當常見，且罹病率越來越高的疾病。

　　這些氣喘病童經常在幼年時期就開始發病，約30％的病童在2歲以前就有喘鳴的現象，約75％的病童在5歲時已經出現過氣喘的症狀。雖然學齡前兒童喘鳴的症狀相當普遍，但有時會自行痊癒；而3歲以下嬰兒喘鳴的病童，到學齡時，約60％的病童症狀會消失。

　　學齡後仍有喘鳴的氣喘病童，經由妥善的照顧治療，有四分之三的治癒機會；而在青春期後，多數氣喘會痊癒或者病症將轉為輕微。

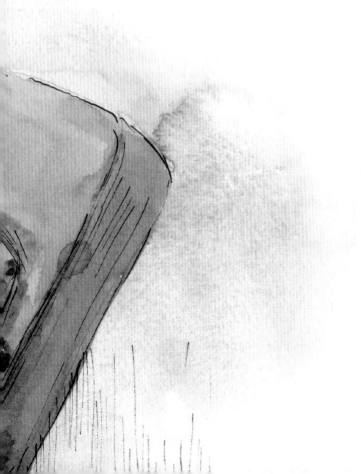

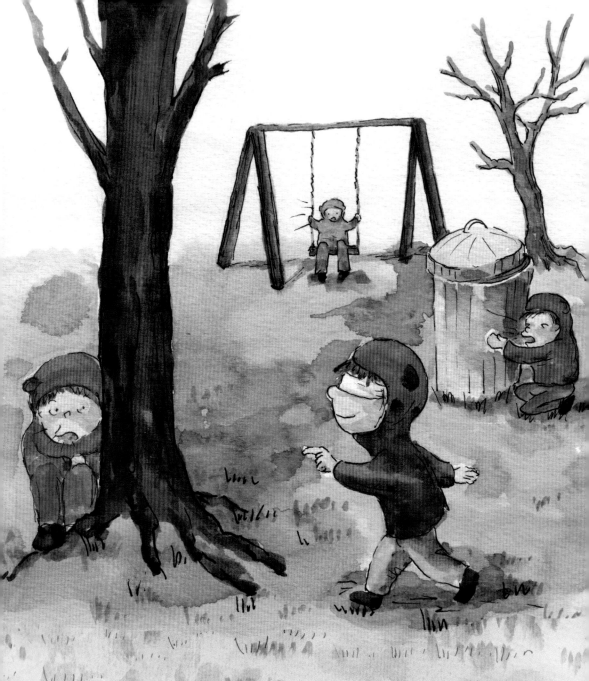

　　一向保護周嚴的海狗家族們今年天冬天特別不好過，族裡的咳嗽聲此起彼落，已經構成擾民的噪音了。海狗族的孩子平常就愛咳嗽，她們早上咳、晚上咳、上課的時候咳、玩的時候咳，大家開玩笑說，海狗族玩捉迷藏一定輸，因為她們的咳嗽聲往往讓她們最早被發現！

症狀

　　兒童氣喘病的症狀變化很大，有些人以典型的「反覆喘鳴發作」來表現，更多的人則以「長期慢性咳嗽」為主要症狀。

　　氣喘發作時，常伴隨屬害的乾咳、夜咳、胸悶、呼吸困難或喘鳴，可因支氣管擴張劑和抗發炎藥物的使用而緩解；在季節交替、呼吸道感染、冰飲、運動或接觸過敏原時，特別容易復發。此外，病童常有異位性皮膚炎或過敏性鼻炎的相關過敏病史、或過敏家族族史。

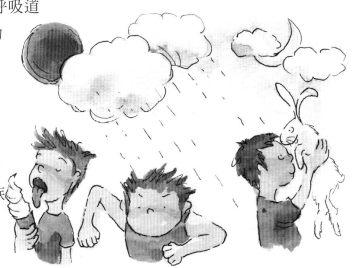

兒童氣喘的臨床特徵

- 反覆發作的喘鳴、胸悶、呼吸困難及咳嗽。
- 反覆久咳不癒，感冒症狀總是超過10天以上。
- 夜間、季節交替、感冒、冰飲、運動或接觸過敏原時症狀惡化。
- 常同時併有異位性皮膚炎或過敏性鼻炎等症狀。
- 常有過敏疾病的家族史。
- 使用支氣管擴張劑或類固醇藥物，可使症狀緩解。
- 小於5歲幼童之喘鳴，原因繁複，應該請小兒專科醫師或兒童過敏免疫專科醫師鑑定診斷。

一天，族裡出現了怪現象，每到晚上睡覺時，屋子裡除了咳嗽聲，同時出現不明的海狗叫聲與細細的小鳥聲，感覺像是一個小型的管絃樂團持續地在半夜演奏著。

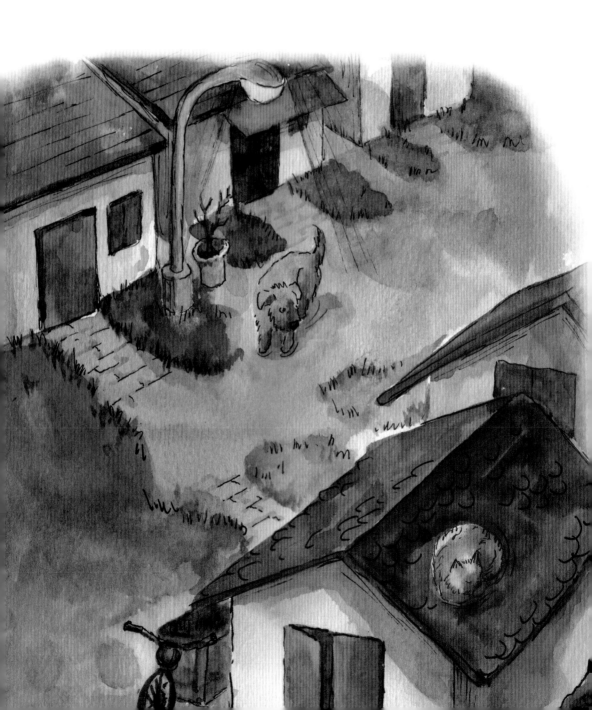

診斷——我的小孩是氣喘病兒嗎？

　　氣喘的診斷並不像糖尿病、泌尿道感染等疾病，能藉由實驗室檢查數據即可獲得答案。氣喘的診斷必須仰賴醫師詳細的病史詢問，並配合理學檢查、必要的實驗室檢查等綜合評估。學齡病童，必要時可考慮進一步以「肺功能檢查」確認診斷。

兒童氣喘診斷問卷

症狀描述	回答
1.過去一年，你的孩子有沒有喘鳴聲？	是□ 否□
2.過去一年，除了感冒和肺部感染引起的咳嗽外，你的孩子有沒有出現夜間乾咳的症狀？	是□ 否□
3.你的孩子有沒有過敏性鼻炎、結膜炎和異位性皮膚炎？	是□ 否□
4.孩子的直系親屬中有沒有氣喘史？	是□ 否□
5.你的孩子在3歲以前是否被反覆診斷有細支氣管炎？	是□ 否□
6.過去一年，你的孩子有沒有活動或運動引發咳嗽或喘鳴？	是□ 否□
7.過去一年，你的孩子有沒有因為喘鳴而影響睡眠？	是□ 否□
8.過去一年，你的孩子有沒有因為嚴重的喘鳴而使孩子說話斷斷續續？	是□ 否□
9.過去一年，你的孩子有沒有因為喘鳴而去看醫師或掛急診？	是□ 否□

註1：如果家長懷疑自己六歲以上的孩童可能有氣喘，可以透過兒童氣喘診斷問卷先自行評估後，再與醫師討論。

註2：對上列任何一個問題回答「是」，表示氣喘的可能性增加。在問題1～5中，有3個或3個以上問題的答案是肯定的話，表示氣喘的可能性大於90%。

（修改自IPCRG《台灣兒童慢性呼吸道疾病診斷和治療手冊》，2009）

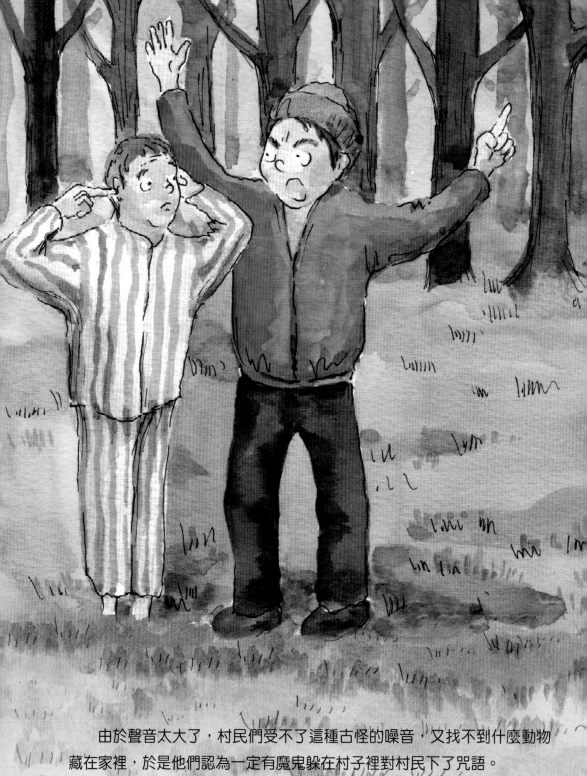

由於聲音太大了，村民們受不了這種古怪的噪音，又找不到什麼動物藏在家裡，於是他們認為一定有魔鬼躲在村子裡對村民下了咒語。

5歲以下的嬰幼兒要確診氣喘較為困難，因為這個年齡的陣發性咳嗽、喘鳴並不全都是氣喘，家長應請小兒專科醫師或兒童過敏免疫專科醫師診斷。

喘鳴幼兒的鑑別診斷

年齡	常見原因	較不常見的原因	罕見原因
6個月以下	・細支氣管炎 ・胃食道逆流	・吸入性肺炎 ・支氣管肺發育不全 ・鬱血性心衰竭	・氣喘 ・呼吸道異物 ・呼吸道或周邊組織先天異常 ・囊胞性纖維症
6個月~2歲	・細支氣管炎 ・呼吸道異物	・吸入性肺炎 ・氣喘 ・支氣管肺發育不全 ・胃食道逆流	・鬱血性心衰竭 ・呼吸道或周邊組織先天異常 ・囊胞性纖維症
2歲~5歲	・氣喘	・病毒性肺炎 ・呼吸道異物	・吸入性肺炎 ・細支氣管炎 ・鬱血性心衰竭 ・胃食道逆流 ・呼吸道或周邊組織先天異常 ・囊胞性纖維症

（參考自《IPCRG台灣慢性呼吸道疾病診斷和治療手冊》，2009）

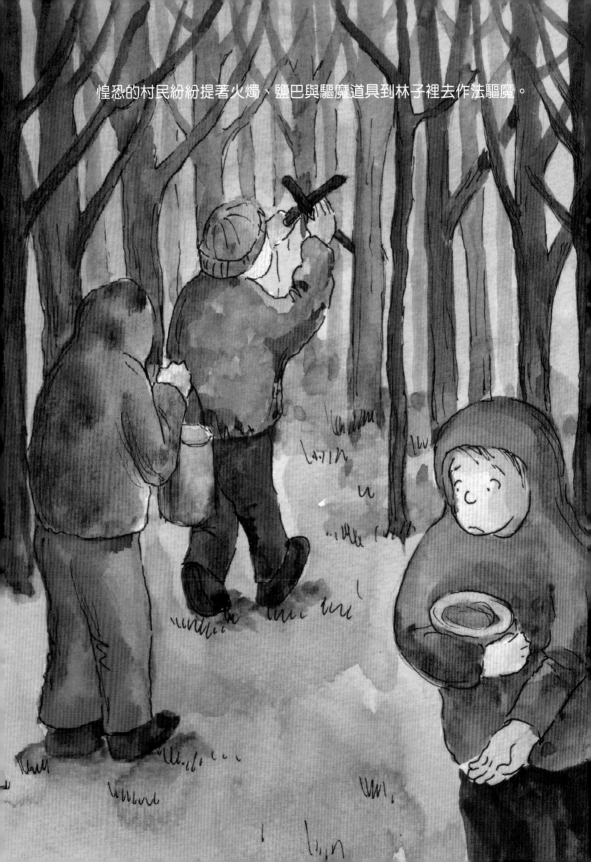

惶恐的村民紛紛提著火燭、鹽巴與驅魔道具到林子裡去作法驅魔。

氣喘嚴重度的評估

發作程度	白天症狀	夜間症狀	尖峰呼氣流量或FEV1（％）預測值
			尖峰呼氣流量的變異性
間歇性	＜1次／週，平時沒有症狀，尖峰呼氣流量正常	≦2次／月	≧80％
			＜20％
輕度持續	≧1次／週，但＜1次／天，發作時可能會影響活動	＞2次／月	≧80％
			20～30％
中度持續	每天發作，發作時會影響活動	＞1次／週	60～80％
			＞30％
重度持續	喘鳴症狀持續，日常活動受限	經常	≦60％
			＞30％

註：診斷確定後，應評估病童的氣喘嚴重度，做為決定如何開始長期照顧氣喘病童的重要依據。

（參考自《全球氣喘創議組織（GINA）指引》）

認識尖峰呼氣流量

「尖峰呼氣流量」是學齡兒童診斷氣喘及評估氣喘控制程度的有效輔助檢測工具。

所謂的「尖峰呼氣流量」即是受測者用力快速呼氣時，氣流瞬間呼出的最高速度；當尖峰呼氣流速愈低，表示氣道阻塞愈嚴重；而尖峰呼氣流量計是一種便宜有用且可居家自我操作的簡易儀器。此外，尖峰呼氣流量可作為氣喘病童平時之自我評估及發作時自我處置的最佳依據。

心急的媽媽們也忙著帶著孩子到醫生診所排隊就醫。醫生竟忙到昏倒了。

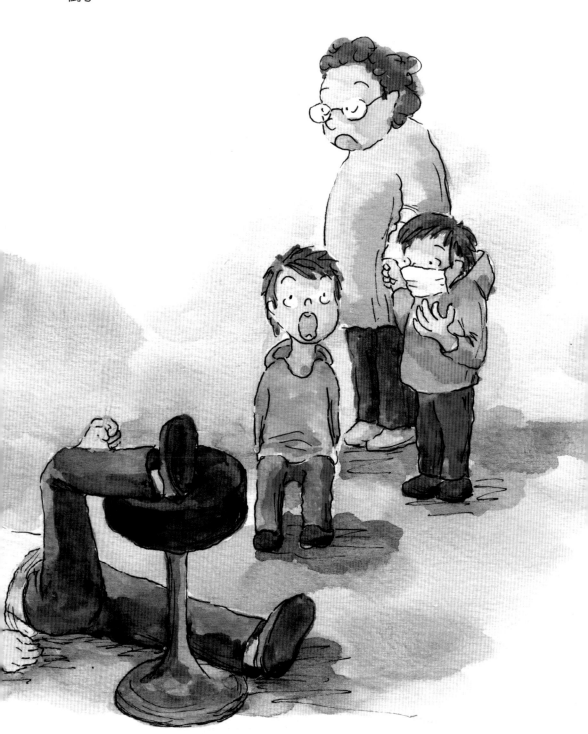

治療

　　基本上，氣喘是有過敏體質的病童，在環境誘發因素存在的情況下，導致支氣管的慢性發炎反應。

　　當急性氣喘惡化發作時，氣喘病童會出現咳嗽、喘鳴、呼吸急促，甚至呼吸困難，必須緊急處理。然而，氣喘在沒有急性發作時，支氣管也常處於輕重程度不等的慢性發炎反應，所以在平時也要避免環境誘發因子，妥善使用藥物控制支氣管發炎現象，期能改善氣喘病童的肺功能，避免支氣管變形惡化，讓氣喘病童隨著年紀增長而自行改善症狀，甚至痊癒。

氣喘急性惡化的嚴重度評估

參數	輕度	中度	重度	瀕臨呼吸衰竭
喘息程度	走路會喘	說話會喘，嬰兒哭聲短弱，餵食困難	休息時會喘，嬰兒停止進食	呼吸窘迫
說話長度	整句	片語	單字	無法說話
意識狀態	可能略顯焦躁	通常焦躁	通常焦躁	嗜睡或意識不清
呼吸速率（註1）	增加	增加	通常＞30次／分	
使用呼吸輔助肌，胸骨上方凹陷	通常沒有	通常有	通常有	胸腹反常運動
喘鳴聲	通常沒有	大聲	通常大聲	聽不到喘鳴聲
心跳（次／分）（註2）	＜100	100～120	＞120	心搏徐緩
開始使用支氣管擴張劑治療後尖峰呼氣流量（預估值或最佳值）的百分比	＞80%	60～80%	＜60%（成人＜100公升／分）或支氣管擴張劑療效維持不到2小時	

註1: 孩童在清醒狀態下其呼吸窘迫相關之呼吸速率	• ＜2月──＜60次／分 • 2～12月──＜50次／分 • 1～5歲──＜40次／分 • 6～8歲──＜30次／分
註2: 兒童正常心跳速率之上限	• 0～12個月──＜160次／分 • 學齡前1～2歲──＜120次／分 • 學齡2～8歲──＜110次／分

（修改自《全球氣喘創議組織（GINA）指引》）

醫生們簡直忙到快昏倒了。

此時，在空中劈啪
的一聲，紫色的
煙霧中顯現出
一個名字——
「魔法師金吉
博士·阿拉基
過敏魔法學校」
是的，村民想起了
那位住在北邊峭壁區的
傻婆痲子國的金吉博士。

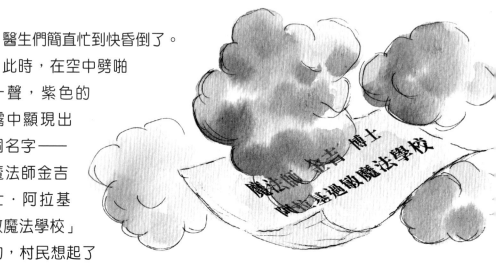

很久以前一次大規模的流行性感冒就是用魔法大
師金吉博士的藥治好的。於是，大家前往遙遠的傻痲
子國尋求一絲希望。

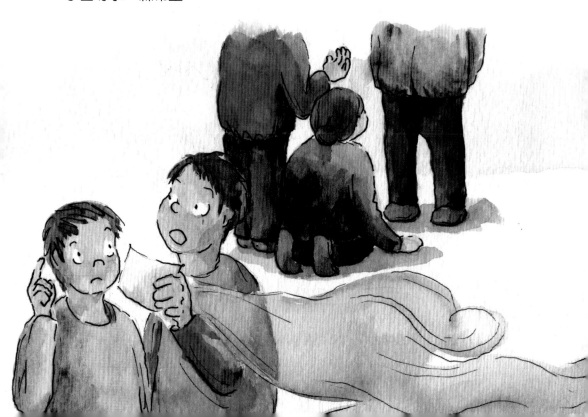

「急性氣喘」惡化時的處理

　　氣喘病童急性惡化時，有經驗的家長或醫師，可就惡化的嚴重度，給予不同的居家或住院藥物治療。常用的急性氣喘藥物，基本上分為「支氣管擴張劑」與「類固醇」兩大類。

「輕度氣喘」發作時的處理

　　可只使用吸入、口服或併用速效乙二型交感神經興奮劑；偶有藥物副作用如亢奮、手抖或心悸，通常不會太嚴重。但若併用茶鹼與乙二型交感神經興奮劑，副作用會較為明顯。

「中、重度急性氣喘」發作時的處理

　　應使用氣霧機吸入乙二型交感神經興奮劑，儘速緩解症狀，且應併用口服類固醇：若居家照顧，無氣霧機時，可使用吸入或口服乙二型之交感神經興奮劑。

　　在此要提醒家長，短期使用足量口服類固醇，是治療中、重度急性氣喘發作時的重要處置，家長不必太擔心副作用。至於，靜脈點滴注射茶鹼目前已罕用，而吸入型抗膽鹼藥物及靜脈注射類固醇，通常於醫院急診或住院時，經醫師決定後使用。

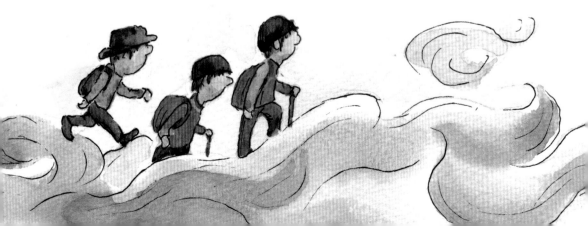

這位神秘的魔法師善用大自然中的化學物質製造出具有強大威力的魔藥，魔法界尊稱他為黑光魔幻大師。聽說，他製造出的魔藥往往無色無味，只有一瞬間的光束就可以制服敵人。

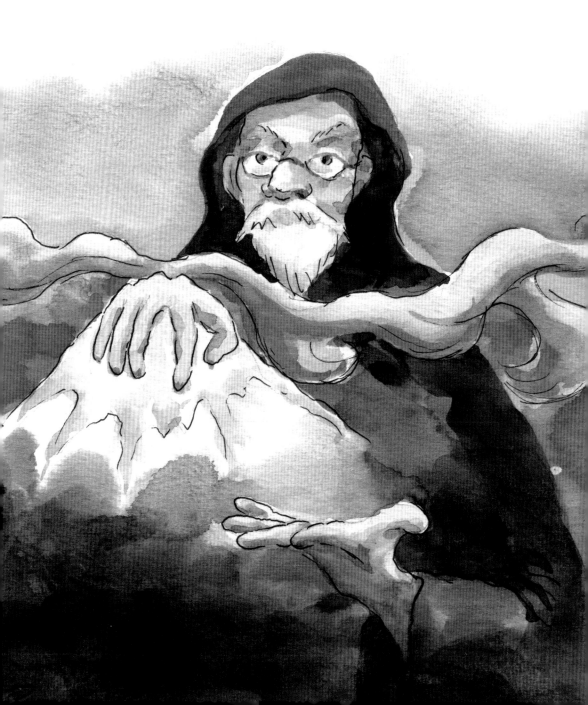

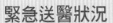

緊急送醫狀況

氣喘病童重度急性惡化，若有下列狀況，或無法自行處理時，應儘速送醫診治：

1. 意識焦躁或錯亂。
2. 呼吸困難，無法臥床。
3. 坐立呼吸，身體前傾，費力吐氣。
4. 呼吸時鼻翼張翕，胸壁凹陷。
5. 說話不能成句。
6. 喘鳴且呼吸窘迫。
7. 脈搏過低或過速。
8. 使用吸入型支氣管擴張劑治療後，呼吸困難或呼吸窘迫的症狀仍未改善。
9. 口服類固醇藥物8～12小時，呼吸困難現象沒有改善，甚至惡化。

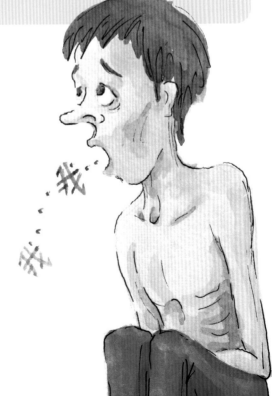

金吉博士凝視著水晶球——他看到了孩子們的支氣管，氣管內雪花紛飛。「村子裡並沒有魔鬼，是孩子的支氣管出了問題。」博士嘆了一口氣。

「動物的毛、皮屑、塵蟎讓孩子的支氣管很敏感，腫起來了。腫起來的支氣管才會呼吸不順並發出咻咻的海狗聲。」博士解釋著。

金吉博士叫村民回家看看自己的寵物。

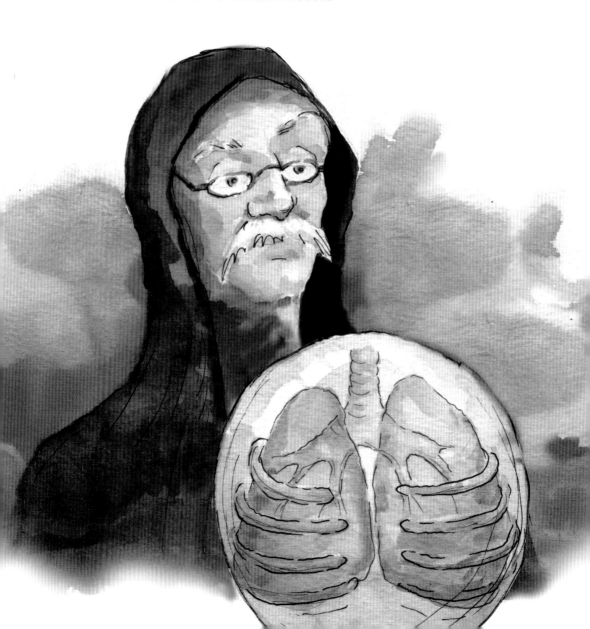

照護

　　氣喘如果能得到適當的照護，絕大多數應可控制，於生活與學習上不受干擾，是預後良好的慢性疾病。照護的重點，在於避免接觸過敏原和誘發因子、適當的藥物治療，以及建立正確的兒童氣喘照護觀念。

改善居家環境，避免過敏原

　　許多研究報告顯示，長期避免接觸某些過敏原，可以減少並防止過敏症狀的發生。要確定氣喘病童的過敏原，可以由氣喘惡化時的接觸病史、皮膚過敏測試，或抽血檢測血清過敏原專一性IgE抗體濃度得知。

　　在台灣，氣喘病童最常見的過敏原是「塵蟎」，還包括貓狗皮屑、黴菌、蟑螂…等。避免接觸常見空氣中過敏原的實用原則請參閱第一章第49頁。至於食物過敏原和較大兒童氣喘的發病或惡化較無關係。雖然，皮膚測試或血清特異性食物過敏原IgE可供參考，但除非在食用時出現症狀惡化的現象，及避食後症狀有緩解，才能確診為食物過敏。

　　坊間以特異性過敏原IgG或白血球反應測試，來推斷食物導致慢性過敏的觀念和作法是不正確的。均衡飲食、充足營養，是兒童成熟發育所必

認識塵蟎

- 氣喘或過敏性鼻炎病童，95％對塵蟎過敏。
- 塵蟎是一種八足的節肢動物，大小0.2~0.5公釐。
- 塵蟎喜歡在溫暖潮濕的環境中繁衍，最喜歡生活在床墊、地毯、或填充玩具及家具中，以人體脫落的皮屑為生。
- 在台灣的適溫下，一隻母蟎每次可產下25~50個卵，卵在三週後即為成蟎，生長迅速，所以在床鋪地毯之中易佈滿無數活的和死的塵蟎。
- 每隻塵蟎每天約可產生二十粒排泄物。
- 塵蟎排泄物及屍體碎片，會引起人體持續的過敏現象。

原來，許多家庭喜歡飼養一些奇怪的寵物——塵蟎與蟑螂。
水晶球裡孩子的支氣管裡看到的就是他們家的寵物的碎屍或排泄物。

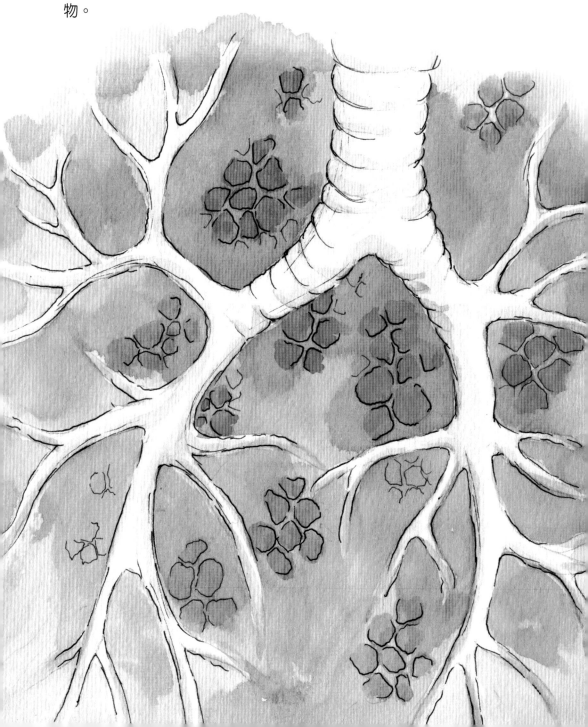

須，正常或氣喘兒童皆然。除了極少數病童，會因服食某些特定食物而引起氣喘症狀外，大多不必有所忌諱，家長不必過度擔心。

照顧病童生活，減少發作機會

環境當中除了過敏原，仍有許多誘發因子，包括季節天候變化、呼吸道感染、劇烈運動、空氣污染、吸二手菸及冰飲，都是誘發兒童氣喘的原因。因此，當天候變化時，家長應留意小孩保暖；季節交替有氣喘症狀時，應儘早用藥；避免小孩接觸二手菸；空氣污染嚴重時，則應避免戶外

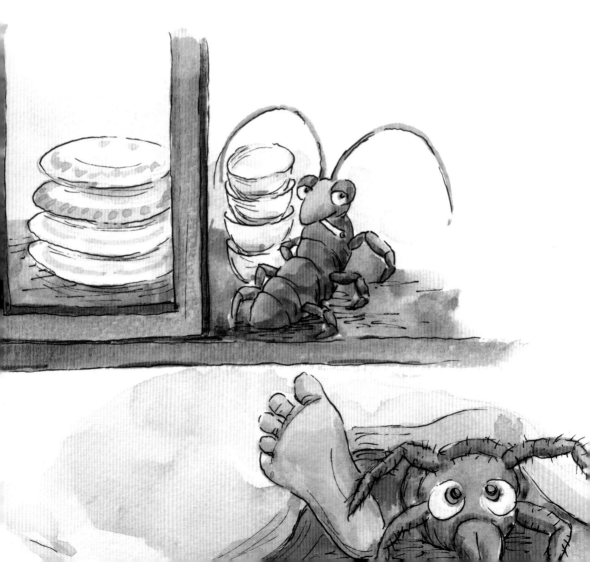

有人家中養著蟑螂、有人家裡養花、有的家庭的爸爸會抽菸……

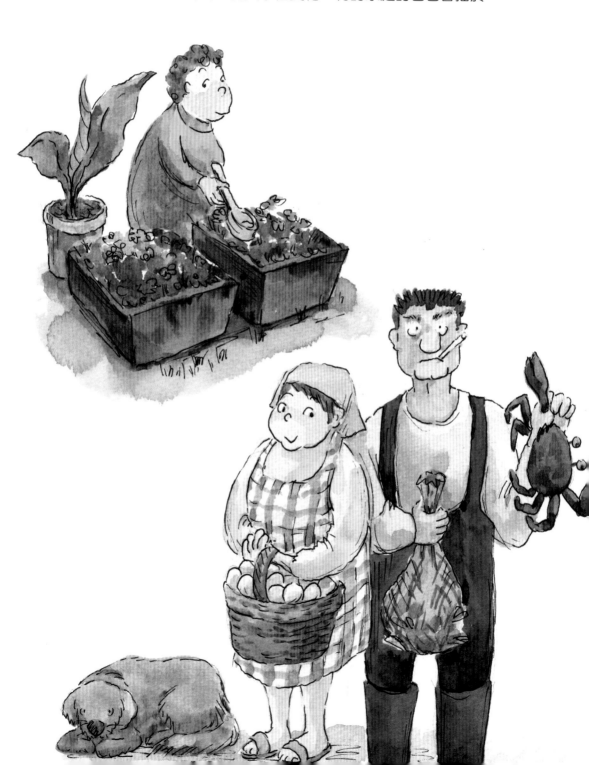

活動。

此外，有近半數的氣喘病童吃冰會咳嗽，有氣喘症狀時更加明顯，所以在氣喘病發時，宜避免冰品；平時，尤其是盛夏，欲以冰品解熱，宜自行斟酌，以不引起咳嗽或喘鳴為原則，少量緩食。

如何區別感冒和氣喘

由於氣喘病童，經常伴隨有過敏性鼻炎，所以兩種疾病的症狀常會一起出現。然而，氣喘不一定只是喘鳴或呼吸窘迫，經常以咳嗽症狀來表現；而過敏性鼻炎也會出現打噴嚏、流鼻水或鼻塞等症狀。因此，一旦咳嗽與流鼻水兩種症狀同時出現，家長就無法區別，經常將過敏誤認為感冒。

此外，有醫學報告顯示，呼吸道的病毒感染，往往會使得原有氣喘的病人呼吸道症狀更形惡化。所以不管一開始是感冒，或是氣喘發作，對氣喘病童來說，都不應只是以普通的感冒來治療；若早一點給予氣喘藥物，過敏症狀就可較快緩解。

氣喘與感冒的區別

- 氣喘不會發燒。
- 氣喘罕見頭痛、喉疼、疲倦、全身痠痛等感冒伴隨症狀。
- 感冒症狀通常不會超過10天，也不會有胸悶或喘鳴。
- 感冒不會胸壁凹陷，沒發燒時不會呼吸急促。
- 氣喘病童呼吸急促或胸壁凹陷若伴隨發燒，要速請醫師診治，以排除肺炎的可能性。

水晶球裡還看到媽媽們常讓孩子在寒冷的天氣做劇烈的運動。

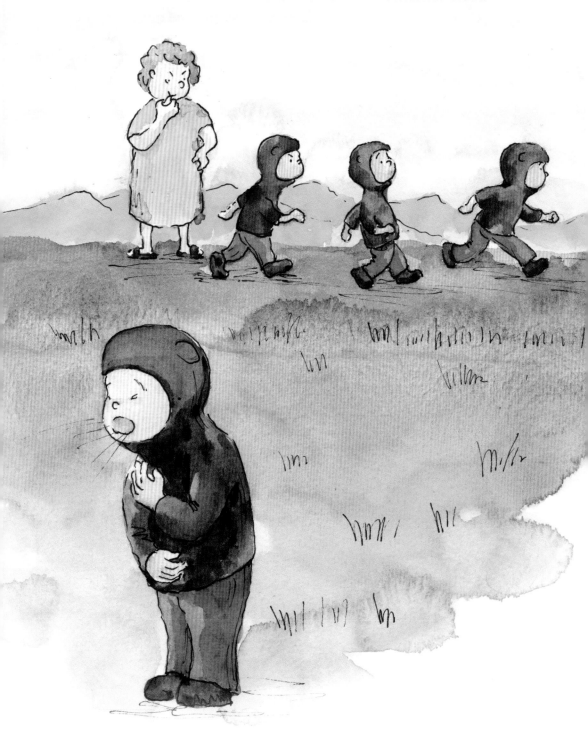

如何運動

許多家長都有一個錯誤的觀念，認為孩子運動之後可能導致咳嗽或氣喘發作，便限制孩子的生活及運動空間。

研究報告指出，雖然有近40％的氣喘病童，在運動後會出現咳嗽或喘鳴等症狀，然而，造成他們咳嗽或喘鳴的原因，主要是在乾、冷的環境中從事長時間或突然的劇烈運動所致，又或者在氣喘發作或出現症狀時，進行過分激烈的運動所引起。

因此，要避免氣喘病童運動引起的不適，應遵守以下運動準則，多數氣喘病童，如果能遵照這些原則從事運動，可以毫無問題地和正常孩童一樣從事各種運動，甚至可以當運動選手。

運動準則

●**選擇適當的運動及合適的環境**：避免在乾冷的環境下進行劇烈運動，如：山中慢跑、或在冰雪上從事持續激烈的運動，應盡量在濕度較高的環境下進行間歇性的運動，如：游泳、騎自行車、體操、桌球、網球、棒球或排球等。

運動時要以不感到胸悶、氣急、身體不舒服為原則，若感覺到有不舒服症狀時，就該停下休息。

●**熱身運動不可少**：進行劇烈運動之前的熱身很重要，熱身運動應採「間歇性方式」，也就是每次從事3～5分鐘，以不引起咳嗽、喘鳴或胸口不舒服為原則，且每次運動前至少做2～3次的間歇性熱身運動。

●**必要時使用藥物**：如果選擇適當的運動，並做好間歇性熱身運動，仍出現咳嗽或喘鳴，那麼，在運動之前應當口服或吸入氣管擴張劑。

若每次運動都會引起咳嗽或氣喘，表示呼吸道發炎反應相當顯著，這時候家長應請教醫生，必要時給予適當的抗發炎藥物，例如：「口服白三烯素受體拮抗劑」或「吸入型類固醇」，來改善呼吸道的慢性發炎反應，減少呼吸道的不穩定，以及因為運動引起的臨床症狀。

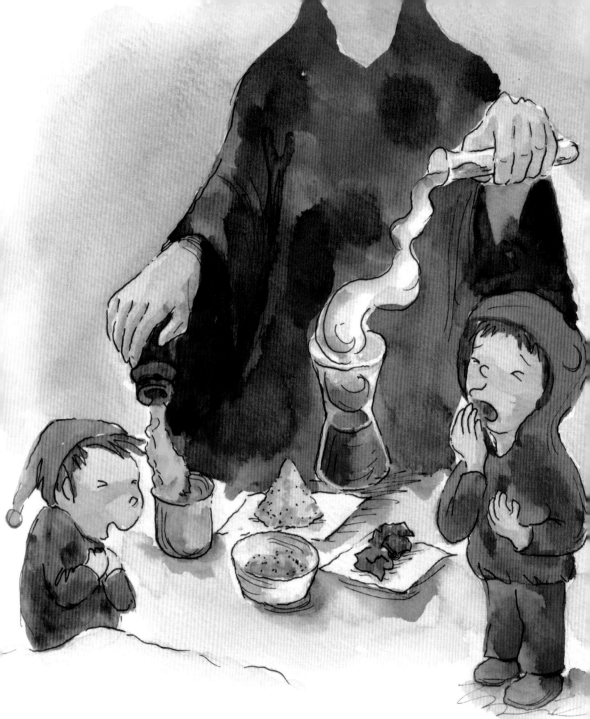

　　金吉博士──詢問了孩子喘鳴的情況，發現有的是白天喘，有的是晚上都喘。

　　他針對每個人的情況調配出不同的藥物。

妥善使用藥物，控制氣喘症狀

兒童氣喘的治療目的，是希望大多數的病童能達到並維持臨床症狀的良好控制，藉由評估目前氣喘的控制程度，選擇最適合的治療藥物，再藉由定期評估來調整治療方式，最終能以最少的藥物，達到最好的臨床療效。

而氣喘控制良好的定義，是指白天沒有症狀、日常活動沒有受到限制、沒有夜間症狀或睡眠因氣喘而中斷，同時不需要使用緩解氣喘的藥物。對5歲以上兒童則更需有正常的肺功能，且沒有氣喘的急性惡化。

當以上任1項不符合時，即屬「部分控制」；當有3項以上不符合，或在1周內有1次以上的氣喘惡化發作，即屬「未獲控制」。

氣喘控制程度表

指標	良好控制（下列項目須全數達到）	部分控制（任一週中有任何一項出現）	未獲控制
日間症狀	沒有（每週兩次或兩次以下）	每週兩次以上	有任何1週中出現3項或3項以上
日常活動的限制	沒有	有	
夜間症狀或醒來	沒有	有	
需要用緩解型藥物	沒有（每週兩次或兩次以下）	每週兩次以上	
肺功能（尖峰流速或第1秒呼氣量）*	正常	＜80％預測值或個人最佳值	
惡化*	沒有	每年1次或以上	在任何1週中出現1次以上

（＊）5歲以下幼童，不參考此2項指標。

金吉博士使用千年象牙炭化製成象牙黑粉末，從地底層找出稀有礦物鈷鹽，再到深山中的古樹身上刮出褐色樹脂製成藤黃，最後使用金箔加硫磺製成朱紅粉末。他花了7天調製出灰紫色的藥粉。

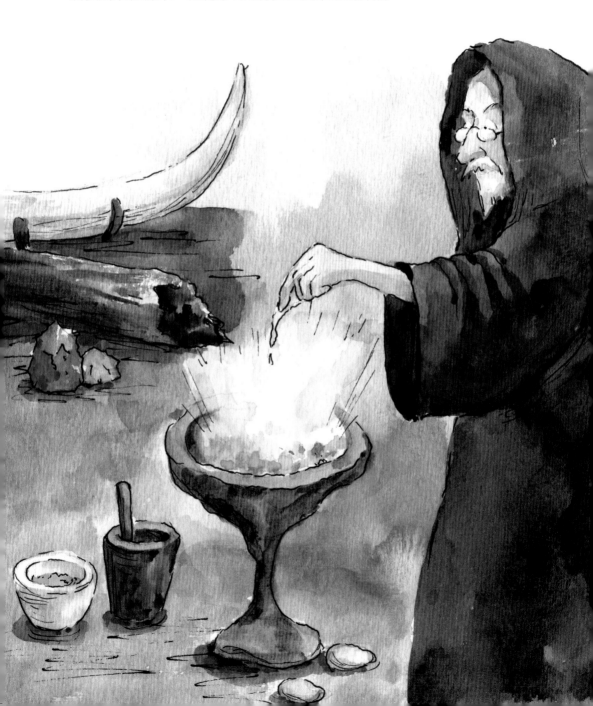

大於5歲氣喘兒童的預防性藥物治療流程圖（GINA治療準則）

降低　　　　　治療步驟　　　　　增加

第1階	第2階	第3階	第4階	第5階
氣喘衛教　環境控制				
有症狀時使用速效乙二型交感神經興奮劑				
	選擇1項治療	選擇1項治療	加上1項或1項以上之治療	第4階用藥加上1項或1項以上之治療
控制型藥物選擇	低劑量吸入型類固醇	低劑量吸入型類固醇＋吸入型長效型β交感神經促進劑（合併型藥物）*	中或高劑量吸入型類固醇＋吸入型長效乙二型交感神經興奮劑（合併型藥物）*	口服類固醇（最低劑量）
	白三烯受體拮抗劑	中或高劑量吸入型類固醇	白三烯受體拮抗劑	抗過敏免疫球蛋白IgE抗體
		低劑量吸入型類固醇＋白三烯受體拮抗劑	緩釋型茶鹼	
		低劑量吸入型類固醇＋緩釋型茶鹼		
補充說明	1.目前國內外的氣喘治療指引，均以此氣喘控制程度的評估與監測，來調整藥物，當氣喘控制程度良好時，則調降藥物；反之，則提升藥物劑量或種類。 2.*僅有在治療急性氣喘加劇時才應使用口服類固醇。			

最佳的治療選擇
可替代的治療選擇

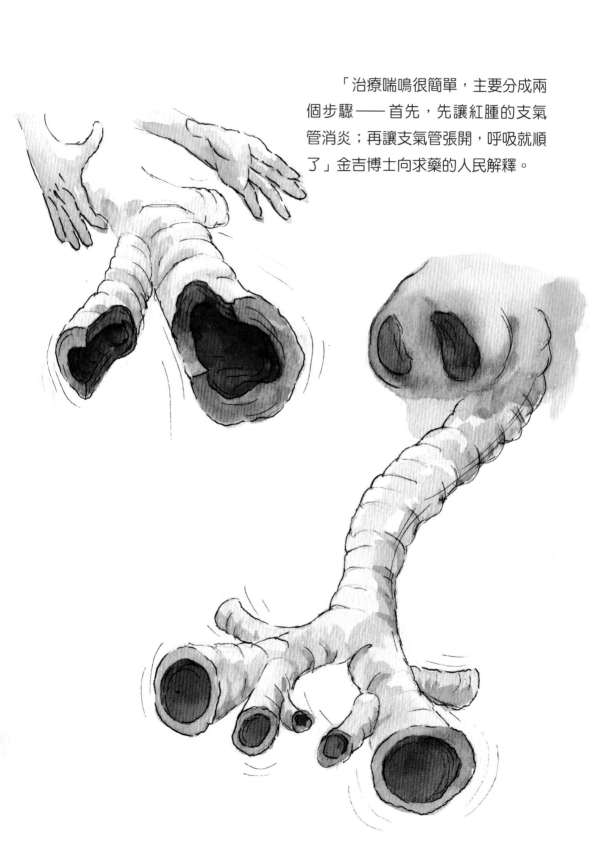

「治療喘鳴很簡單，主要分成兩個步驟——首先，先讓紅腫的支氣管消炎；再讓支氣管張開，呼吸就順了」金吉博士向求藥的人民解釋。

5歲以下氣喘兒童的預防性藥物治療流程圖（GINA5治療準則）

良好控制	部分控制	未獲控制
以視需要使用的速效型β2交感神經促進劑達到控制	以視需要使用的速效型β2交感神經促進劑達到部分控制	以低劑量的吸入型類固醇未得到控制或僅部分控制

控制藥物選擇

繼續以視需要使用的速效型β2促進劑治療*	低劑量的吸入型類固醇*	低劑量的吸入型類固醇的2倍劑量*
	白三烯素拮抗劑	低劑量的吸入型類固醇＋白三烯素拮抗劑

＊ 最適合的治療選擇

常見用藥

　　很多家長誤以為使用吸入型藥物就表示氣喘很嚴重；或者以為一旦使用吸入型藥物，便對藥物具依賴性，一輩子無法擺脫。然而，氣喘是一種支氣管慢性發炎的呼吸道疾病，如果能夠把藥物經由吸入的方式，直接送達需要藥物的器官，就可避免因口服或注射之後引起的全身性副作用。

　　所以目前治療的趨勢，就是希望病童能儘量學會使用吸入型藥物。

　　然而，卻有家長認為氣喘只是氣管收縮，誤以為只要使用氣管擴張劑就好，忽略了只使用氣管擴張劑，並不能改善呼吸道的發炎反應，反而促使氣喘病童症狀持續存在，且無法停藥。

　　目前許多醫學研究顯示，要根本解決氣喘，最重要的是使用抗發炎藥物。抗發炎藥物中最常用的是類固醇藥物，然而大多數的家長聽到類固醇，就想到它的副作用，例如：水牛肩、月亮臉、骨質疏鬆、生長發育受到限制、皮膚產生紫斑及皮膚變薄，甚至腎上腺功能受到抑制等。其實這些全身性的類固醇副作用，只有在大量且長期使用的情況下才會產生。

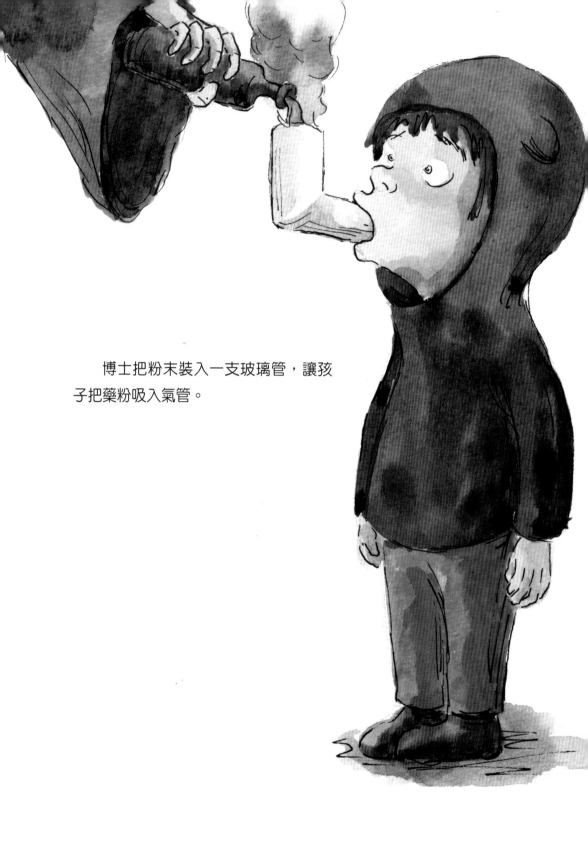

博士把粉末裝入一支玻璃管，讓孩子把藥粉吸入氣管。

正確使用類固醇‧迅速緩解支氣管發炎的現象

當氣喘發病時，有時需要短時間使用足量的口服或注射類固醇，來達到迅速緩解氣管、支氣管發炎的現象；只要口服或注射不超過10天，在2~3個月之內，只要不重複且多次使用，基本上來說是沒有副作用可言。

對於中度或重度氣喘的病童，為了達到長期控制氣喘的目的，醫師通常都會給予吸入型的類固醇藥物。類固醇藥物有相當多的種類，會被選擇作為吸入型藥物，通常是藥物在局部呼吸道的作用相當強、全身副作用相當低，若能在醫師指示下正確使用，連續使用3~6個月，甚至1~2年，通常不會有全身性的副作用。偶爾會出現罕見的局部副作用，如口腔念珠菌感染、聲音沙啞、咳嗽等，而這些副作用，可以藉由輔助器或吸入藥物後立即漱口，便可完全避免。

此外，醫學研究報告也都建議，氣喘病童的第一線藥物，應給予吸入型類固醇藥物來控制。

兒童氣喘的長期預防保養藥物

吸入式類固醇	‧兒童氣喘控制預防性藥物首選
白三烯素拮抗劑	‧輕度氣喘時吸入式類固醇之替代藥物 ‧中重度氣喘時吸入式類固醇之添加藥物
吸入或類固醇併長效乙二型交感神經興奮劑	‧4歲以下兒童長期使用之療效與安全性待評估 ‧6歲以下兒童使用於重度氣喘 ‧6歲以上兒童使用於中重度氣喘

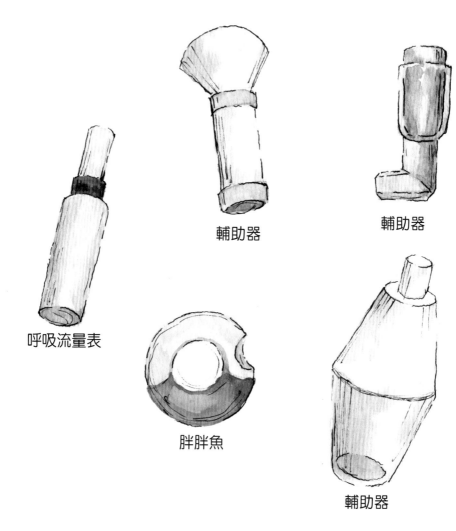

呼吸流量表

輔助器

輔助器

胖胖魚

輔助器

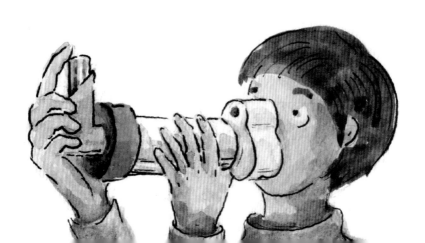

以年齡區分，適合各種年齡的吸入器裝置

吸入氣裝置	年齡	吸入方法
氣霧機（nebulizer）	都可	潮氣量呼吸
加壓定量吸入器	0至2歲	使用隨附面罩的無靜電吸藥輔助器作5〜10下潮氣量呼吸
	3至7歲	使用隨附吸嘴的無靜電吸藥輔助器 作5〜10下潮氣量呼吸
	＞7歲	使用隨附吸嘴的無靜電吸藥輔助器 先慢速最大吸氣，然後停止呼吸10秒
乾粉吸入器	＞5歲	快速深吸氣，然後停止呼吸10秒

註：如何選擇適合氣喘病童年齡的吸入藥物方式，並且教導病童正確的使用吸入藥物，是氣喘藥物治療成敗的關鍵。

金吉博士並囑咐人民回家必須按時吸藥，即便喘鳴不發作也要吸藥，更重要的是每日記錄下孩子們每日喘鳴的狀況，以供將來用藥的參考。

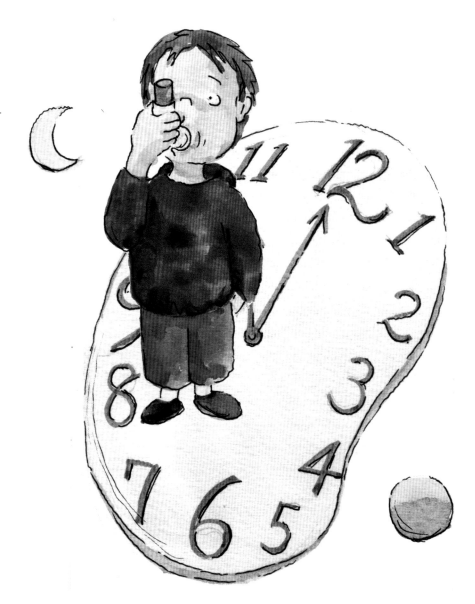

自我評估氣喘控制程度

　　除了前述氣喘控制程度表，另有尖峰呼氣流量紀錄，以及各式問卷等工具，都可用來評估氣喘的控制狀況。除了臨床症狀，氣喘病童可以經由每日早晚記載的尖峰呼氣流量來評估呼吸道阻塞的狀況，所以中度或重度的氣喘病童應接受教導如何正確使用尖峰呼氣流量計，做為調整用藥的參考。

　　至於問卷之中，氣喘控制測驗（Asthma Control Test，簡稱ACT™）是一種簡單、方便的問卷，可以在居家或門診時快速的評估病人過去1個月的氣喘控制情形。

4歲到11歲的兒童氣喘控制測驗（ACT^{TM}）

測驗方法	
步驟1	請孩童回答前4題（1～4）。如果孩童在閱讀或瞭解問題上需要協助，可以在旁指導，但務必讓孩童自行選擇答案。剩下的5題（5～7）則由父母完成，不要讓孩童的答案影響了父母自己的作答。答案並無對錯之分。
步驟2	請每題答案的分數填入分數框圈內。
步驟3	將每個框圈內的分數相加為總分。
步驟4	請將測驗結果與醫師討論。

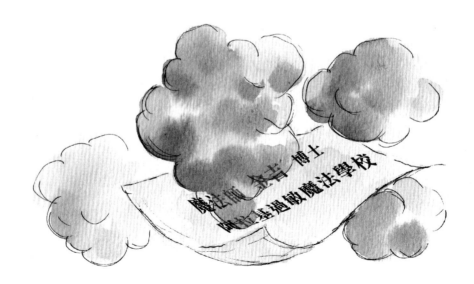

請讓孩童自己回答下列問題

1 今天你氣喘的狀況怎樣？

| ⓪ 非常不好 | ① 不好 | ② 好 | ③ 非常好 | |

2 當你跑步運動或玩耍時，你的氣喘會造成多大的問題？

| ⓪ 那是個大問題，我無法做我想做的 | ① 那是個問題，我並不喜歡 | ② 是有點問題，但還好 | ③ 並不會造成問題 | |

3 你會因為你的氣喘而咳嗽嗎？

| ⓪ 會，一直如此 | ① 會，大部分時候 | ② 會，有些時候 | ③ 不會，從來不會 | |

4 今天你氣喘的狀況怎樣？

| ⓪ 會，一直如此 | ① 會，大部分時候 | ② 會，有些時候 | ③ 不會，從來不會 | |

請家長回答下列問題

5 在過去4星期，平均每個月有幾天你的小孩在白天出現了氣喘症狀？

| ⓪ 每天都有 | ① 19～24天 | ② 11～18天 | ③ 4～10天 | ④ 1～3天 | ⑤ 完全沒有 | |

6 在過去4星期，平均每個月有幾天你的小孩在白天因氣喘而發出哮喘聲？

| ⓪ 每天都有 | ① 19～24天 | ② 11～18天 | ③ 4～10天 | ④ 1～3天 | ⑤ 完全沒有 | |

7 在過去4星期，平均每個月有幾天你的小孩在夜間因氣喘（夜咳）而醒來？

| ⓪ 每天都有 | ① 19～24天 | ② 11～18天 | ③ 4～10天 | ④ 1～3天 | ⑤ 完全沒有 | |

總分

12歲以上的兒童氣喘控制測驗（ACT™）

請孩童自己回答下列問題

1 在過去4星期中，你的氣喘會讓你無法完成一般的工作、課業或家事嗎？

①	②	③	④	⑤	
總是如此	經常如此	有時如此	很少如此	不曾如此	

2 在過去4星期中，你多常發生呼吸急促的情形？

①	②	③	④	⑤	
天超過1次	1天1次	1周3～6次	1周1～2次	完全沒有發生過	

3 在過去4星期中，您多常因氣喘症狀（喘鳴、咳嗽、呼吸急促、胸悶或胸痛）而讓您半夜醒來或提早醒來？

①	②	③	④	⑤	
1周4次或4次以上	1周2～3次	1周1次	1或2次	完全沒有發生過	

4 在過去4星期中，您多常使用急救性藥物或噴霧型藥物（例如：Albuterol（舒坦寧）、Ventolin（泛得林）、Berote（備勞喘）或Bricanyl（撲可瑞）等氣喘藥物）？

①	②	③	④	⑤	
1天3次或3次以上	一天1或2次	1周2或3次	1周1次或更少	完全沒有使用過	

5 在過去4星期中，您自認為氣喘控制程度如何？

①	②	③	④	⑤	
完全沒有受到控制	控制不好	稍微受到控制	控制良好	完全受到控制	

總分

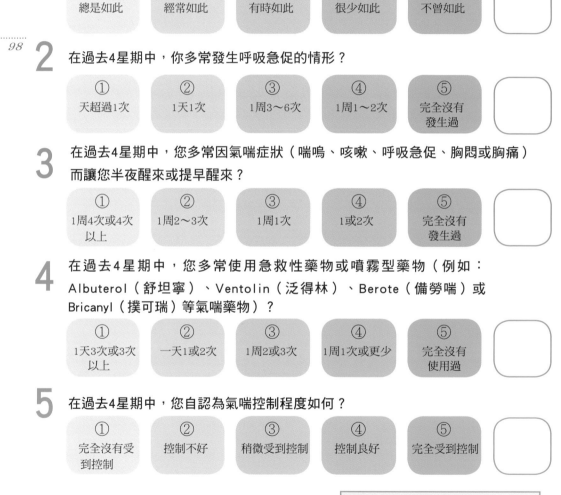

分數的含意

分數：20分或20分以上

- 如果小朋友的分數在20或20分以上，那表示小朋友的氣喘控制良好。

- 當然醫師在評估小朋友的氣喘是否獲得控制，可能還有其他需考量的因素。你應該與醫師討論孩子的氣喘。

- 氣喘無法預測，孩子的氣喘症狀或許看起來輕微或不存在，但是仍然有可能隨時會發作。

- 不管孩子覺得自己狀況有多好，都應該讓他定期進行這一份兒童氣喘控制測驗，持續且定期帶去看醫師，以確保氣喘可獲得良好的治療。

分數：19分或19分以上

- 如果小朋友的測驗分數在19或19分以下，那可能是個徵兆，表示孩子的氣喘並未獲得良好的控制。

- 請與醫生約診，一起討論兒童氣喘控制測驗的結果，同時也詢問醫師孩子的氣喘治療計畫是否需要修訂。

- 詢問醫生有關孩子每日需使用的長期用藥，這些藥物可以幫助控制呼吸道發炎及收縮此二者主要是造成氣喘症狀的原因。

- 為了獲得控制氣喘的最佳效果，許多孩童可能必須每天針對氣喘的兩個主因來治療。

建立正確的照顧觀念

氣喘的處理應有完整的治療計畫，其中也應包括對病童、父母親和照護者的氣喘衛教，以建立正確的照顧觀念。

根據筆者從事兒童氣喘衛教二十餘年的經驗，深覺病童與家屬常見的錯誤觀念包括——1.過度恐懼類固醇之副作用；2.使用吸入性藥物技巧有誤；3.過早停止使用預防保養控制藥物；4.疏於評估氣喘控制程度；5.未能妥善避免過敏原；6.無法區別感冒或氣喘；7.過度限制兒童適當運動；8.誤信益生菌有益治癒氣喘，9.盲目相信草藥或民俗療法…等。

然而，氣喘屬於慢性疾病，須由醫師、病童或家長長期合作，以藥物或非藥物的照護來達到良好控制，甚至達到痊癒的目標。雖然大多數氣喘病童的預後良好，但照顧與觀察耗時甚長，所以任何可能使氣喘病童加速痊癒的方法，家長總是傾向願意嘗試，此乃人情之常。但是目前坊間許多保健食品或民俗療法，自詡能改善過敏體質、提升免疫力、能改善或根治氣喘，絕大多數都缺乏實證醫學的根據。民俗療法包括三伏貼、精油薰香、斷食排毒以及特殊食療等方式；保健食品包括深海魚油、巴西磨菇、冬蟲夏草、特定油品以及益生菌等物質，均對氣喘沒有預防或治療的功效。僅就天馬行空的概念、粗糙的動物實驗、誇大的個人經驗或不夠嚴謹的臨床實驗，便驟然出書或媒體行銷，求取眾人相信，實在令人慨嘆。只要是負責任的醫師，就不會在沒有實證醫學的基礎下，向病童或家屬推銷產品或療方；家長也務必慎擇醫方，不要讓自己的小孩成為白老鼠。

評估新藥方或新療法的準則

- 治療或預防氣喘有效的中西藥物，台灣健保均應有給付。
- 臨床有效的治療方法，醫學中心應均已採行或推介。不會是只有少數，尤其是要求自費的醫師才會施行的治療秘方。
- 重要的醫療結果，應於優良的專業醫學期刊發表。
- 在平面、電子或網路媒體，過度曝光或行銷的，大部分是商業推介。

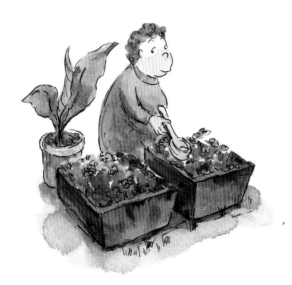

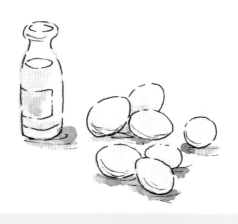

第**3**章

熊貓眼&鼻塞、眼睛癢

■ 過敏性鼻炎與過敏性結膜炎

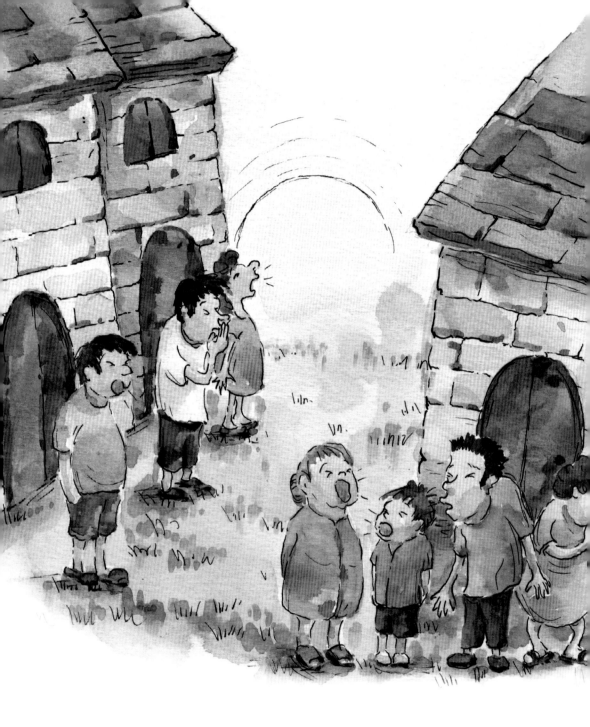

　　山城的東邊住著二個大部落：賴尼貓熊族與紅眼族，他們每天一早醒來最重要的第一件儀式就是"打噴嚏——"哈啾！哈啾！哈啾！"

認識過敏性鼻炎

　　過敏性鼻炎是相當常見的疾病，根據各醫學中心的調查，台北市學童的罹患率有逐年上升的趨勢，近年已逾四成，高居所有慢性疾病的首位。過敏性鼻炎與過敏體質關係極為密切，是一種因環境中的過敏原或非過敏的刺激因素，引起鼻黏膜的慢性發炎反應，所導致的疾病。由於過敏疾病有遺傳傾向，所以父母或兄弟姊妹常常有相同的過敏性鼻炎或其他過敏疾病。

認識鼻腔

　　鼻子的主要功能是呼吸、潤濕空氣、排除異物及嗅覺。在解剖結構上，鼻竇及中耳分別以數個出口及耳咽管與鼻腔相通。所以當鼻黏膜因慢性發炎出現腫脹及分泌物增加時，會導致鼻塞，因而引起呼吸阻塞、張口呼吸而空氣無法完全潤濕、嗅覺失靈、反覆發作鼻竇炎及中耳炎。

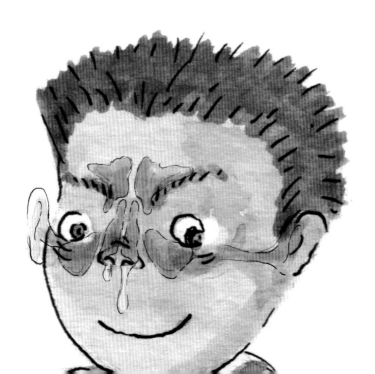

早上7：00，家家戶戶的門前都站著一排家人，每個人都不約而同地——哈啾！哈啾！哈啾！

　　有趣的是，每當孩子一鼻塞，媽媽就連忙塞一根蔥。並且趕快吃一大堆營養食品，羊奶、魚肝油、維他命……。但是，就是不會好，鼻涕照流！！

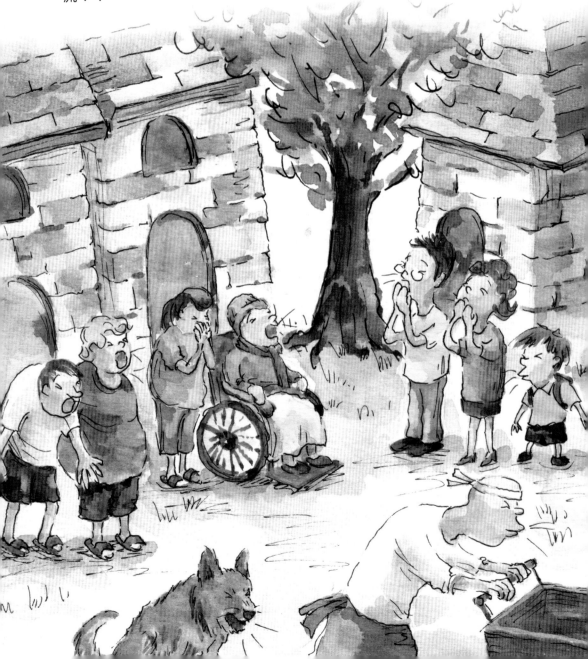

症狀

　　過敏性鼻炎的臨床症狀，以長期鼻子癢、打噴嚏、流鼻水、鼻塞、喉腔有異物感和咳嗽為主，其症狀持續期間較長，往往超過一般感冒的病程；在季節交替、天氣冷熱變化、接觸過敏原或其他刺激物質時常會惡化。

　　病童的下眼瞼比較黑且有橫紋；常因鼻子癢而揉鼻子、扮鬼臉；因鼻塞而不自覺地張口呼吸、口唇乾燥、上課或工作不專注；也易因鼻涕倒流使喉頭有異物感、常有清理喉嚨般地咳嗽、睡覺打呼有聲。

　　此外，還會伴隨其他過敏疾病，包括過敏性結膜炎、異位性皮膚炎、蕁麻疹或氣喘；因此往往有眼睛癢、結膜充血、流淚等眼睛病症；皮膚易乾癢出現搔抓、濕疹或蕁麻疹等皮膚症狀；以及時常夜咳喘鳴的氣喘症狀。

　　過敏性鼻炎常見的合併症為反覆性鼻竇炎、中耳炎、嗅覺失靈、牙齒咬合不正、腺樣體肥大、睡眠障礙，甚至有睡眠呼吸中止症候群及過動、注意力不集中。若疏於照顧、治療，有時會伴隨發展成不自主的顏面、臉部或肩頸動作以及異常發聲，即所謂的「妥瑞氏症」。

認識妥瑞氏症

- 不自主的顏面、頸部或有頸怪異動作，以及異常發聲。
- 病童個性好強、求全完美，甚至有強迫性行為或觀念。
- 過敏疾病（如：過敏性鼻炎、結膜炎、鼻竇炎等）惡化時，或有情緒壓力（尤其是被人指責或譏笑妥瑞症狀）時，症狀會惡化。
- 過敏病症妥善治療後，大多症狀可緩解。
- 家長應和學校師長、同學溝通，關心病童，但不要過度強調病童症狀，以減少情緒壓力。
- 有少部分病童，須與兒童神經科醫師共同診治。

診斷

　　過敏性鼻炎的診斷，主要是依據典型的臨床症狀（鼻塞、流鼻水、揉眼睛、黑眼圈等）、過敏病史、過敏家族史與理學檢查，再輔以過敏體質的實驗室檢查（如：IgE總量、血中嗜酸性白血球、鼻黏膜嗜酸性白血球抹片）、以及進一步的過敏原測試（如：特定過敏原免疫球蛋白E測定、過敏性皮膚試驗、鼻腔激發試驗）。

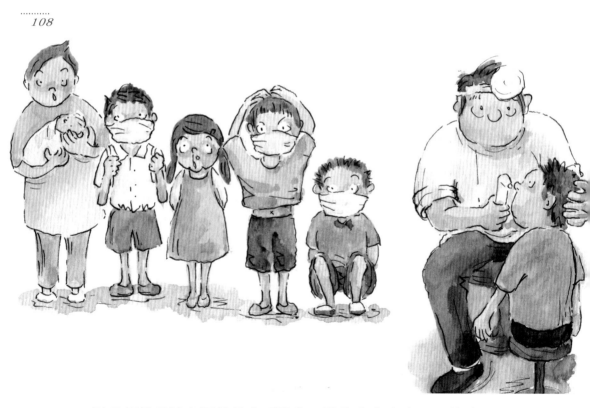

　　孩子們紛紛被家長帶著去看醫生，醫生宣布大家通通著涼了，過敏了。小孩一排排站著給醫生看鼻子，看喉嚨。

過敏性鼻炎嚴重度的評估與分類

　　一旦確診為過敏性鼻炎後，應進一步對嚴重度進行評估與分類。根據目前廣為國際醫學界接受的最新治療指引，過敏性鼻炎的分類，是依照過敏性鼻炎症狀的發作和持續時間，分為「間歇型」和「持續型」兩類。再依照鼻炎症狀對生活品質影響的程度，又分為「輕度」和「中／重度」。於是過敏性鼻炎可分為「輕度間歇型」、「中／重度間歇型」、「輕度持續型」及「中／重度持續型」等四類。依此分類作為選擇治療用藥的依據。

過敏性鼻炎依嚴重度的分類

間歇型	持續型
症狀發生天數＜4天／周	症狀發生天數＞4天／周
或病程＜4周	和病程＞4周
輕度	中／重度（符合以下一項或多項）
睡眠正常	不正常睡眠
日常活動、運動和休閒娛樂正常	影響日常活動、運動和休閒娛樂受
工作和學習正常	不能正常工作或學習
無令人困擾的症狀	有令人困擾的症狀

（參考《台灣兒童過敏性鼻炎治療指引》，2011）

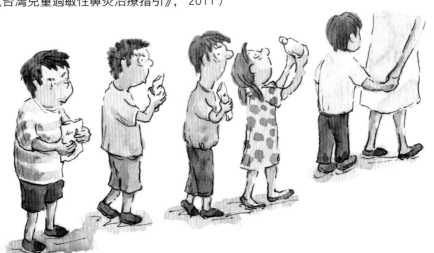

治療

　　過敏性鼻炎的症狀嚴重度因人而異；症狀輕微者常不自覺，不需或不想治療；但若症狀明顯，已干擾日常生活、兒童上課學習或成人工作效能，甚至引發常見的鼻竇炎、中耳炎或其他併發症，則應積極接受治療。

　　治療的基本原則有四：1.避免接觸過敏原或非過敏的刺激因素；2.自我處理局部症狀；3.正確使用藥物；以及4.避免不必要的所謂保健或民俗療法。

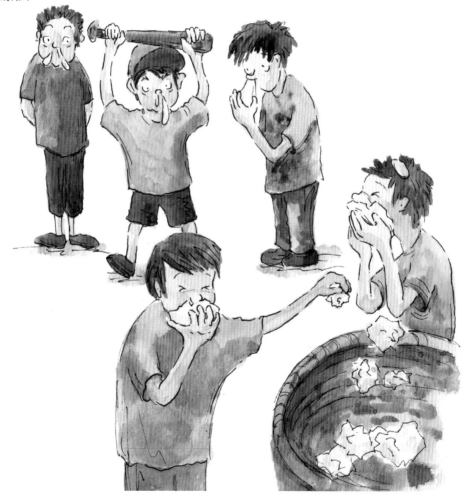

　　透明鼻涕、白鼻涕、黃鼻涕、出不來的、擤一桶的、有帶血的，更糟糕的是，貓熊族的孩子眼圈愈來愈黑，走在路上簡直認不出來誰是誰！

避免接觸過敏原或非過敏的刺激因素

找出致病的過敏原，並且避免接觸，是防治所有過敏疾病，包括過敏性鼻炎最重要的處理原則。過敏性鼻炎的發生常源自空氣，而與食物大致無關。除了嬰幼兒罕見的牛奶過敏之外，絕大多數病人不必忌諱特定食物。

在台灣，空氣中的過敏原以「塵蟎」為主。症狀惱人的病童，可接受過敏原測試，若確實因塵蟎過敏，應積極改善居家環境，避免接觸塵蟎。此外，避免讓電風扇或冷氣空調之乾冷空氣直接吹襲頭臉、避免抽菸或二手菸等非過敏之刺激因素，以及避免接觸香水等揮發性有機物質，也是日常生活照顧的重要原則。

對於少數中／重度持續型過敏性鼻炎病童，若藥物無法妥適控制症狀，且過敏原不易或無法完全避免時，可考慮接受減敏療法，嘗試改變體質。

自我處理局部症狀

使用生理食鹽水進行鼻腔沖洗，或利用各種鼻腔氣霧噴洗機，可減輕因鼻涕導致的鼻塞，亦可緩減鼻涕倒流及鼻竇炎膿鼻涕所導致的喉腔異物感、咳嗽等症狀；建議鼓勵年紀較大的過敏性鼻炎病童，在有前述症狀

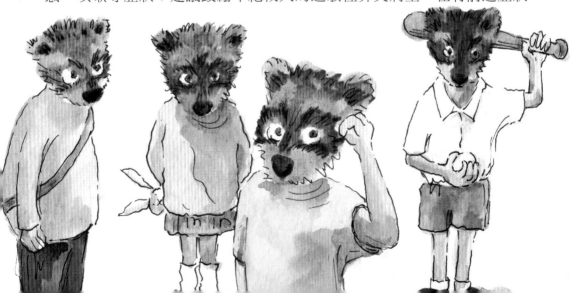

正當醫生不知所措時，一隻領角鴞叼來一封信籤——「阿拉基過敏魔法學校」。

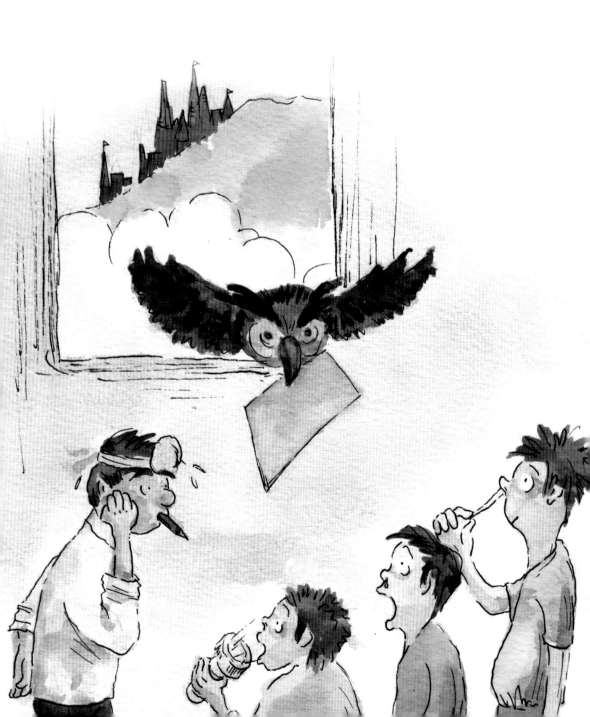

時，能進行居家自我處理；但若不肯接受時，也不要強迫。

居家照顧應是能長日為之，而非一場須長期與情緒抗衡的挫折戰，所以也不建議父母帶小孩去診所，接受不必要的過度抽吸鼻涕。

正確使用藥物

目前用來治療過敏性鼻炎的藥物，主要是以抗組織胺（口服或局部鼻腔噴劑），緩解鼻癢或流鼻水的症狀；去鼻充血劑（口服或局部鼻腔噴劑）緩解鼻塞現象；白三烯素拮抗劑（口服）長期保養；局部類固醇鼻噴劑，是主要的根本治療與預防保養鼻炎的藥物；若有副鼻竇炎或中耳炎的併發症，則須口服有效的抗生素至少十天至二週。

第二代抗組織胺，少有嗜睡的副作用，不會影響上課或工作，可長期服用。第一代抗組織胺，嗜睡副作用較大，成人或大小孩不建議使用。

至於局部類固醇鼻噴劑是非常安全的，長期使用數月半年，也不會有全身性副作用；輕微流鼻血的局部副作用也相當罕見，病人不可因錯誤的觀念而過度排斥，更是中／重度持續型過敏性鼻炎的首選藥物。

反而是「一噴即通」的非類固醇黏膜收縮鼻噴劑，長期使用會有依賴性，停藥後鼻塞會更嚴重，所以不可連續使用超過五天，也不建議使用於孩童。

副鼻竇炎與中耳炎

- 為過敏性鼻炎病童最常見的併發症。
- 反覆發作的鼻竇炎，是兒童必須使用抗生素的主因。
- 抗生素使用，需有一定療程。中耳炎至少十日；急性鼻竇炎至少十至十四日；慢性鼻竇炎可使用至三至六週，也不必擔心藥物積存體內或傷肝、傷腎的副作用。
- 鼻竇炎，雖可會多次復發，也不要因此忽略治療，任其為重度慢性鼻竇炎。大多會隨著年齡增長，與過敏的症狀同步改善。
- 耳炎積水若持續超過三個月，且伴隨聽力障礙，則須接受裝置耳管的手術治療。

山城的北方深山裡住著一些修練已久的魔法師，他們精通各種不同的法術，有的可以點石成金，有的可以治百病，有的則擅用強力的魔法整治壞人。

　　這群魔法師終年不走出深山，但是透過水晶球，他們始終是很關心村子的小孩們。

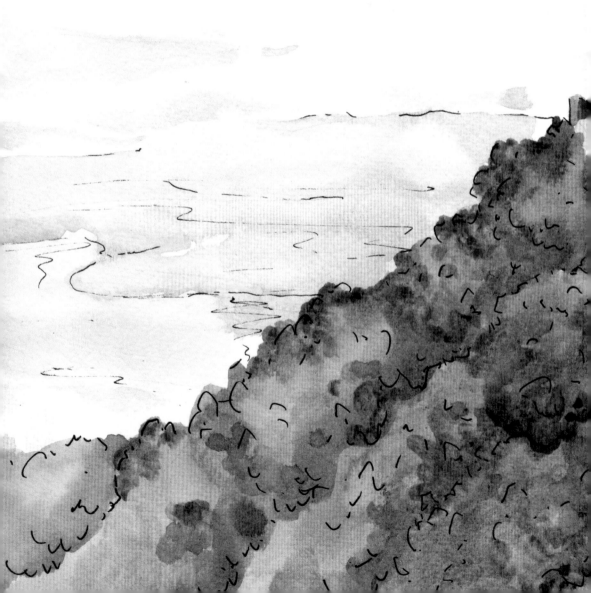

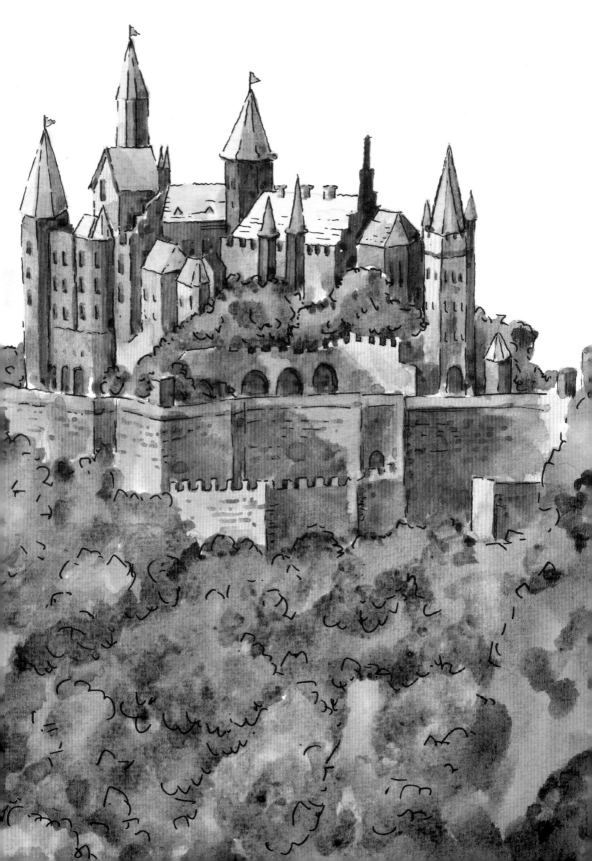

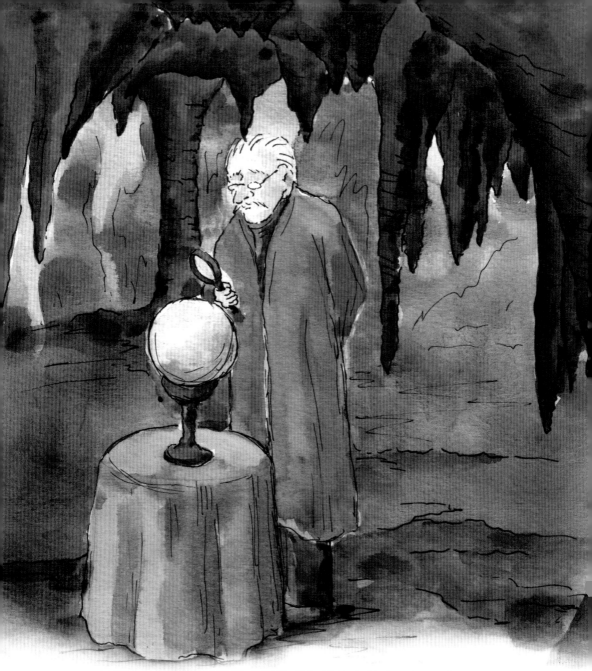

　　村裡孩子們流鼻涕氾濫成災的現象被住在地底下的善良老巫師尼可吉拉發現，老巫師高高瘦瘦的，擁有一頭白髮，他善用大自然中的天然物質精華施以魔法，感覺上又柔和又安心。

　　關於孩子流鼻涕的問題，老巫師笑笑的說：「別擔心！是鼻子太敏感了！」

過敏性鼻炎常用的藥物

藥物	作用
抗組織胺（口服或局部鼻腔噴劑）	緩解鼻癢或流鼻水的症狀
去鼻充血劑（口服或局部鼻腔噴劑）	緩解鼻塞現象
白三烯素拮抗劑（口服）	長期保養
局部類固醇鼻噴劑	治療與預防保養鼻炎的藥物
抗生素	治療副鼻竇炎或中耳炎（口服有效的抗生素至少10天～14天）

說明：第二代抗組織胺，罕見嗜睡的副作用，可長期服用，不會影響上課或工作。第一代抗組織胺，嗜睡副作用較大，較不建議使用。局部類固醇鼻噴劑，非常安全，長期使用數月至半年，也不會有全身性副作用；輕微流鼻血的局部副作用也相當罕見，是中／重度持續型過敏性鼻炎的首選藥物。反而是「一噴即通」的非類固醇黏膜收縮鼻噴劑，長期使用會有依賴性，停藥後鼻塞會更嚴重，所以不可連續使用超過5天也不建議使用於孩童。

過敏性鼻炎藥物的療效比較

藥物名稱		噴嚏	鼻水	鼻塞	鼻癢	眼部症狀
抗組織胺	口服	＋＋	＋＋	＋	＋＋＋	＋＋
	鼻內	＋＋	＋＋	＋＋	＋＋	0
	眼內	0	0	0	0	＋＋＋
類固醇	鼻內	＋＋＋	＋＋＋	＋＋＋	＋＋	＋＋
	口服	＋＋＋	＋＋＋	＋＋＋	＋＋	＋＋
	眼內	0	0	0	0	＋＋＋
Cromolyn	鼻內	＋	＋	＋	＋	0
	眼內	0	0	0	0	＋＋
去鼻充血劑	鼻內	0	0	＋＋＋	0	0
	口服	0	0	＋	0	0
抗膽鹼劑		0	＋＋	0	0	0
白三烯素拮抗劑		0	＋＋	＋	0	＋＋

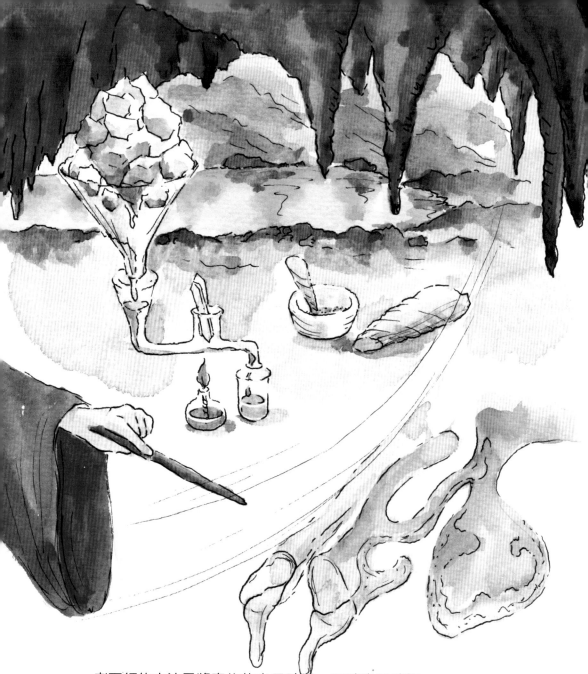

　　老巫師的方法是將塞住的鼻子疏通，再讓鼻子消腫。

　　首先，先以千年沉積的大鹽湖海鹽施以符咒注入孩子的鼻子，讓塞住的
鼻子疏通，再用鐘乳石洞的石灰泥緩和鼻內的紅腫，最後再以一道魔咒止住
鼻子的過敏，漸漸的，孩子都不流鼻涕了。

常見過敏性鼻炎藥物名稱與副作用

名稱	學名	作用機理	副作用	評論
口服H1抗組織胺或H1組斷劑	第二代 Cetirizine Ebastine Fexofenadine Loratadine Mizolastine Acrivastine Azelastine Mequitazine 新產品 Desloratadine Levocetirizine Rupatadine	・阻斷H1受體 ・具抗敏活性 ・新一代藥物可一天一次使用 ・無效應速減反應（tachyphylaxis）	第二代 ・多數藥物無嗜睡作用 ・無抗乙醯膽鹼作用 ・無心毒性 ・Acrivastine有嗜睡作用 ・Azelastine會引發嗜睡及有苦味	・除中度至重度持續性過敏性鼻炎外的第一線治療 ・第二代口服H1抗組織胺比第一代有較佳的效果及安全性 ・對鼻子及眼睛的症狀迅速有效（小於1小時） ・對鼻充血症狀中度有效 ・心毒性藥物（astemizole, terfenadine）在多數國家已下市
局部H1組織胺（鼻肉＋眼用）	Azelastine Lovocobastine Olopatadine	・阻斷H1受體 ・azelastine具抗過敏活性	・局部輕微副作用 ・Azelastine對一部分病人有苦味	對鼻子及眼睛的症狀迅速有效（小於30分鐘）

名稱	學名	作用機理	副作用	評論
鼻內類固醇噴劑	Baclomethasone dipropionate（BDP） Budesonide Ciclesonide Flunisolide Fluticasone propionate Fluticasone furoate Mometasone furoate Triamcinolone actonlde	• 有效降低鼻發炎反應 • 降低鼻敏感	• 局部輕微副作用 • 全身副作用的安全範圍很寬廣 • 僅BDP可能影響成長 • 年輕患者可考慮同時使用鼻噴劑和吸入藥物	• 最有效的過敏性鼻炎藥物治療，中度至重度持續性過敏性鼻炎的第一線治療 • 對鼻充血有效 • 對恢復嗅覺有效 • 6～12小時生效，最大療效出現在使用後數天 • 指導病人正確的使用方法包括鼻噴劑應該往外側噴入鼻內，避免噴向鼻中隔
口服／肌肉注射類固醇	Dexamethasone Hydrocortisone Methylprednisolone Prednisolone Prednisone Triamclnolone Betamethasone Deflazacort	• 有效降低鼻發炎反應 • 降低鼻敏感	• 全身副作用很常見（特別是肌肉注射） • 注射藥物可能導致局部組織萎縮	• 建議使用鼻內噴劑取代口服／肌肉注射 • 中重度病例，仍可用短期療程口服類固醇

名稱	學名	作用機理	副作用	評論
局部使用肥大細胞穩定劑（鼻噴劑或眼滴劑）	Cromoglycate Nedocromil	機制不明	局部輕微副作用	· 眼部應用肥大細胞穩定劑很有效 · 鼻部應用肥大細胞穩定劑效果差。且為短效 · 安全性好
口服去充血劑	Ephedrine Phenylephrine Phenyl- 　propanolamine Pseudoephedrine	· 交感神經促進劑 · 減輕鼻充血症狀	· 高血壓 · 心悸 · 不安 · 易怒 · 顫動 · 失眠 · 頭痛 · 黏膜乾燥 · 尿貯留 · 青光眼或甲狀腺毒性加劇	· 有心臟病的患者慎用 · 與口服H1抗組織胺合用可以增加療效但同時增加副作用
鼻內去充血劑噴劑	Oxymethazoline	· 交感神經促進劑 · 減輕鼻充血症狀	· 有些副作用與口服去充血劑類似，但不那麼嚴重 · 藥物性鼻炎（連續使用10天後，可能出現反彈現象）	· 比口服藥更快且更有效 · 使用期應限在5天內，以防止藥物性鼻炎 · 不建議使用於孩童。

名稱	學名	作用機理	副作用	評論
鼻部使用抗乙醯膽鹼	Ipratropium	抗乙醯膽鹼只對流鼻水有效	• 局部輕微副作用 • 幾乎沒有全身乙醯膽鹼作用	對過敏性和非過敏性患者的流鼻水症狀都有效
白三烯素拮抗劑	Montelukast Pranlukast Zafirlukast	阻斷白三烯素受體	很好的耐受性	• 對鼻炎及氣喘有效 • 對鼻炎所有症狀及眼睛症狀均有效

手術治療鼻道問題

在台灣地區的過敏性鼻炎病童，當父母帶去給醫師診治時，大多已有持續的困擾生活或學習的症狀，這在疾病嚴重度的分類上，屬於中／重度持續性過敏性鼻炎。此時，類固醇鼻噴劑是台灣過敏性鼻炎內診病童的首選維持治療藥物，而且須於病情穩定後再持續治療1個月以上。

鼻瘜肉不是兒童常見問題，尤其罕見於八歲以下的台灣兒童。若是合併有鼻瘜肉或鼻道異常，且對藥物治療反應不良者，可採手術治療鼻道問題，以使症狀獲得改善。

過敏性鼻炎藥物治療指引

第一階	第二階	第三階

間歇性症狀　　　　　　持續性症狀

輕度

不一定照此順序選藥
- 口服H1型抗組織胺
- H1型抗組織胺鼻噴劑
- 和／或去充血鼻噴劑

輕度／中度／重度

不一定照此順序選藥
- 口服H1型抗組織胺
- H1型抗組織胺鼻噴劑
- 和／或去充血鼻噴劑
- 類固醇鼻噴劑
- （Cromolyn）

若為持續性鼻炎，
2～4周後重新評估

如果症狀未改善，
則予以升階治療
如果症狀改善，
續現階治療1個月

中度／重度

類固醇鼻噴劑

2～4周後重新評估

症狀改善　　症狀未改善

降階治療
且持續治療
1個月

重新評估診斷，順
從性。考慮感染或
其他原因

增加類固醇
鼻噴劑劑量

流鼻水
加抗膽鹼藥
物

鼻塞
加去充血鼻
噴劑或口服
類固醇
（短期）

鼻癢／打噴嚏
加H1型抗組織胺

未改善

外科處置

註：過敏性鼻炎者在接受藥物治療後，應依其症狀嚴重度的變化，遵從醫師指示
調整藥物；亦即症狀改善則應降階使用較輕之藥物，症狀惡化則使用升階的
藥物。

而紅眼族也不好過，只要天氣一變化，或是隔壁熊貓族的打噴涕習慣一發作，他們的眼睛就跟著泛紅，眨呀眨個不停。別以為他們是感情太豐富了，其實是眼睛癢得不得了，眼淚流個不停。

　　「真的要下雨了嗎？…」抽泣狀。

　　「嗚嗚嗚！下雨了～～」抽泣狀。

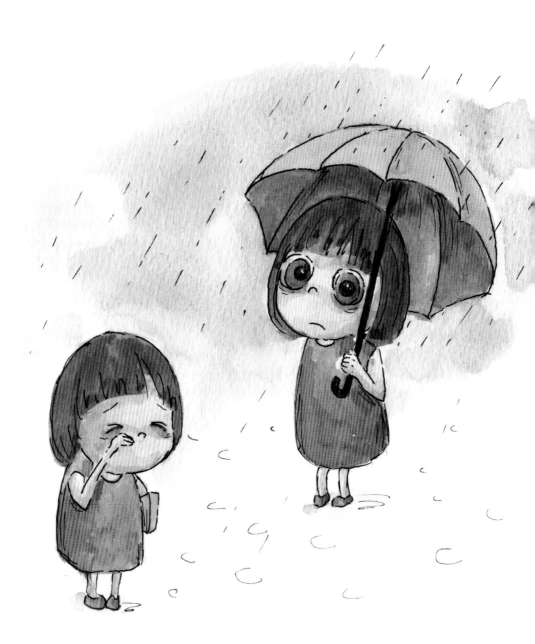

認識過敏性結膜炎

　　有過敏性鼻炎的病童，常常伴隨並存有眼睛過敏現象，引起眼睛發癢、眨眼、揉眼、眼紅甚至結膜泛黃等臨床症狀，就是所謂的「過敏性結膜炎」。

　　過敏性結膜炎的過敏原，往往和過敏性鼻炎相同。所以在接觸過敏原後，除了眼睛症狀外，常常伴隨打噴嚏、流鼻水、鼻塞或是鼻癢等過敏性鼻炎症狀。但若出現黃膿眼屎，且伴隨發燒或喉嚨疼痛的症狀時，則要考慮是否因「感染」所導致的結膜炎。

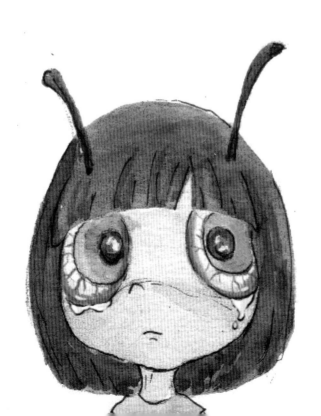

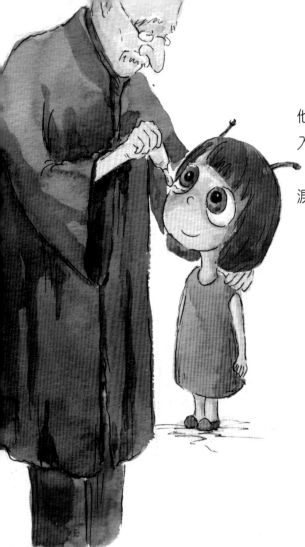

對於淚汪汪的紅眼族孩子，老巫師他選用萬神祝福過的泉水製成眼藥，滴入孩子的眼睛。

漸漸地，紅眼族的孩子再也不老是淚汪汪的了。

老巫師還叮嚀孩子與爸爸媽媽，再靈驗的魔藥都必須持之以恆，不能隨意聽信偏方。

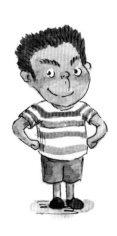

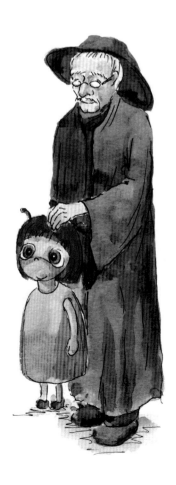

治療

　　面對過敏性結膜炎，除了應避免接觸過敏原外，必要時可使用口服抗組織胺或眼用抗組織眼藥水應急，以減緩眼睛發癢的症狀。

　　但若過敏性結膜炎較厲害或持續較久的病童，則應使用Cromolyn或類固醇眼藥水，來達到較佳的療效。

　　● **Cromolyn眼藥水**：長期使用數週或數月，不必擔心任何副作用，但是其臨床效果沒有類固醇眼藥水來得好，且每日使用次數較頻繁。

　　● **類固醇眼藥水**：家長只要遵守醫師指示妥善使用，不必擔心孩童會有青光眼之副作用，更不必擔心全身性副作用。一般來說，類固醇眼藥水，通常可連續使用3～4週，大多數病人的眼睛症狀可因完全緩解而停用。若有需要繼續使用，可請眼科醫師測量眼壓，確定無青光眼之慮後再續用一月。或者，使用3～4週後，休息一週；再續使用3～4週，通常不必擔心眼壓升高的副作用。

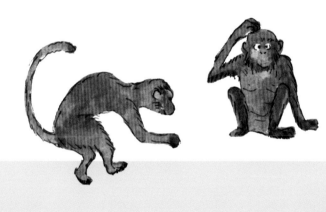

第 **4** 章

猴族搔抓、棒球教練怪異手勢

■ 異位性皮膚炎與蕁麻疹

阿托皮猴族的春天

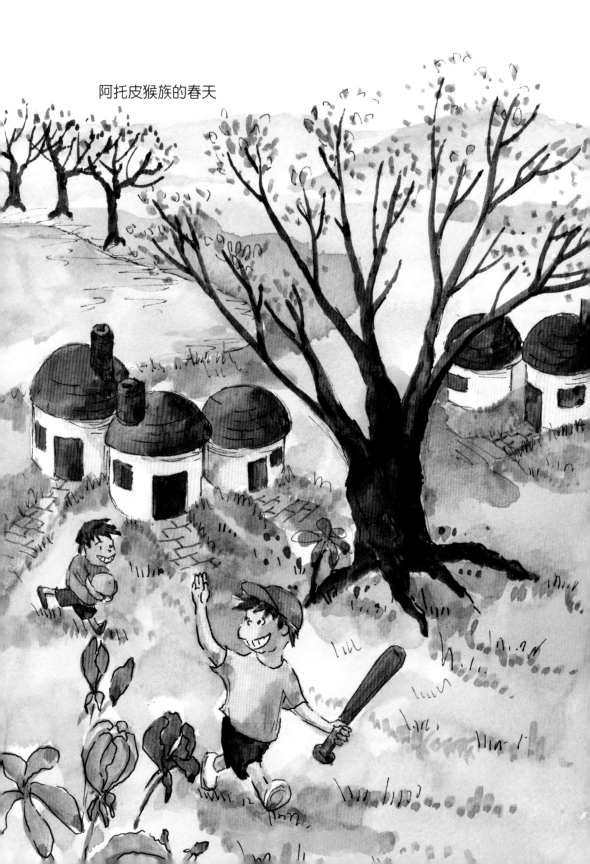

認識異位性皮膚炎

異位性皮膚炎是一種反覆發作的過敏性皮膚疾病。據統計，約有8％～10％的小孩曾經罹患這種慢性皮膚炎。其中，在台灣約有60％的病人會在1歲內就發病，85％在5歲之前發病。

症狀

「**皮膚搔癢**」和「**皮膚乾燥**」是兩大主要的臨床症狀，皮膚病病灶的型態與分布會隨著年齡而改變，在臨床上可分為嬰兒期、兒童期，以及青少年與成人期三個病程，各有不同的好發皮膚症狀。

但嚴重的異位性皮膚炎病童，可能在嬰幼兒時期，就出現全身症狀，同時出現三個階段的皮膚病灶。

併發症

罹患異位性皮膚炎的病童其皮膚會有「續發性感染」的問題，常見的感染併發症包括金黃色葡萄球菌、疱疹病毒和黴菌。

天氣漸漸暖和，樹上冒出翠綠的嫩芽，春天到了。

然而，對於住在湖邊的猴族孩子並不是個好消息，小孩開始全身抓啊抓，抓、抓、抓……一刻也不得閒！

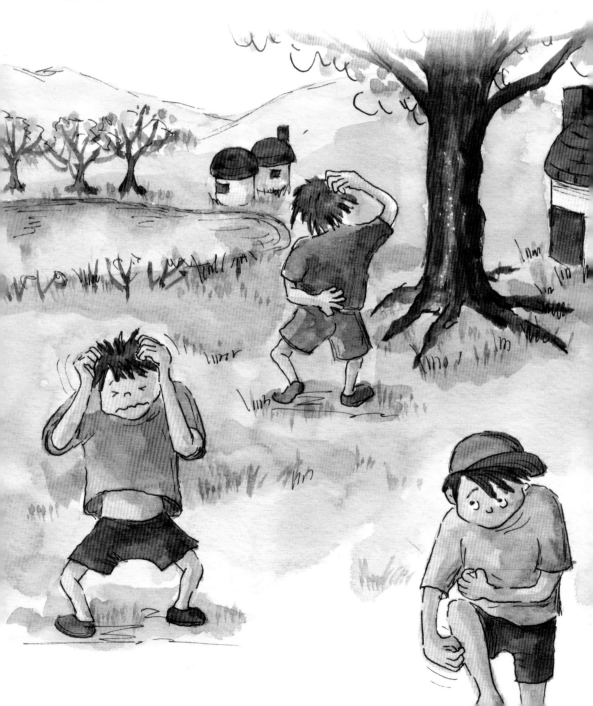

不同年齡之不同的好發部位

年齡	症狀
嬰兒期 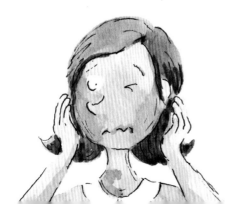	• 多數異位性皮膚炎在2～3月大時開始發病，通常會持續2～3年。 • 常見的部位為頭皮、前額、雙頰、耳後和四肢的伸側等伸展部位，另有部分病童會發生在膝膕窩及皮膚皺摺處，但通常不會發生在尿布包覆的部位。 • 在冬天時，病童雙頰的皮膚會有乾燥、脫皮的現象，往往呈現鮮紅或橘紅色，並且伴有明顯的滲出液，紅疹發癢常使嬰幼兒躁動不安且睡不安穩。
兒童期	• 病灶分布多集中於頸部、手肘窩、膝窩、手腳關節等四肢彎曲處，範圍廣且呈對稱分布，剛開始為增厚性乾燥症灶、經反覆搔抓後，皮膚會有破皮、滲出液、結痂、皮膚粗厚等慢性濕疹或苔癬化特徵。 • 大部分病童會在青春期前慢慢痊癒，只有極少部分病人會持續至成人期。
青少年與成人期	• 病灶與兒童期類似，好發於頸項、前胸部、手肘窩、手腕、膝窩、足關節等處。 • 這個時期局部皮膚的苔癬化更明顯，色素沉澱也較厲害。

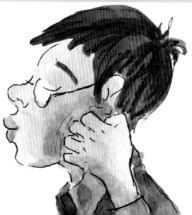

猴族的孩子在學校永遠是活潑的體育股長，他們體力充沛、精力過人，該動的時候動，該安靜上課的時候卻也在動，因此老師讓他們發揮所長去運動場上當裁判。

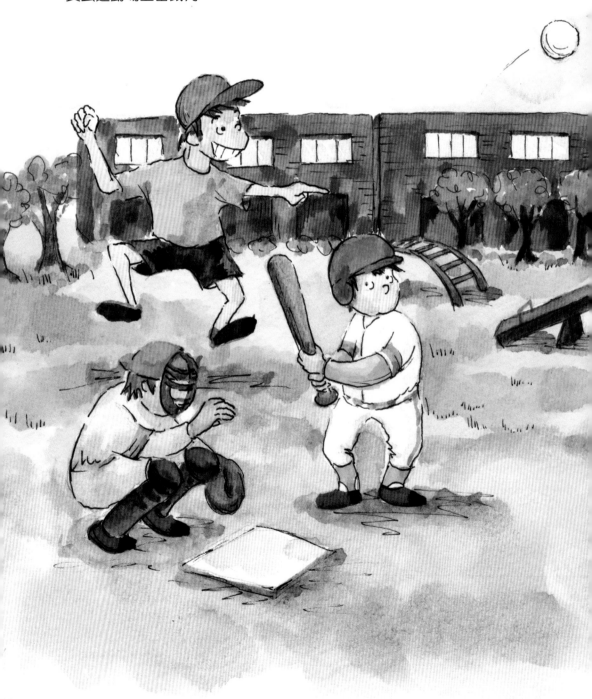

診斷

　　臨床上，若符合下列3項主要臨床表徵及3項次要臨床表徵，即可確定診斷為異位性皮膚炎。

主要臨床表徵

1. 皮膚搔癢。
2. 皮膚炎症的典型形態與分布隨年齡不同而有所不同——
    a.嬰幼兒的臉部與身體伸側的皮膚侵犯。
    b.孩童與青少年的關節屈側皮膚苔蘚化。
3. 慢性復發性皮膚炎。
4. 有異位性體質的個人或家族史（包括過敏性氣喘、過敏性鼻炎和異位性皮膚炎）。

次要臨床表徵

1. 皮膚乾燥。
2. 牛皮癬／手掌紋路過密／皮膚角質化突起。
3. 陽性立即型皮膚試驗反應。
4 血清中免疫球蛋白E升高。
5. 發作年齡較早。
6. 容易發生皮膚感染（尤其是金黃色葡萄球菌和單純性皰疹）
7. 容易發生非特異性手部或足部皮膚炎。
8. 乳頭部位溼疹。
9. 口角炎。
10. 反覆性結膜炎。
11. 眼瞼下皺紋。
12. 錐狀角膜。

每次去操場玩耍回來，猴族孩子臉上紅通通、渾身髒兮兮的，他們又開始犯了老毛病，全身上下抓來抓去。

媽媽們實在看不下去，就用「熱水」幫他們洗了又洗。

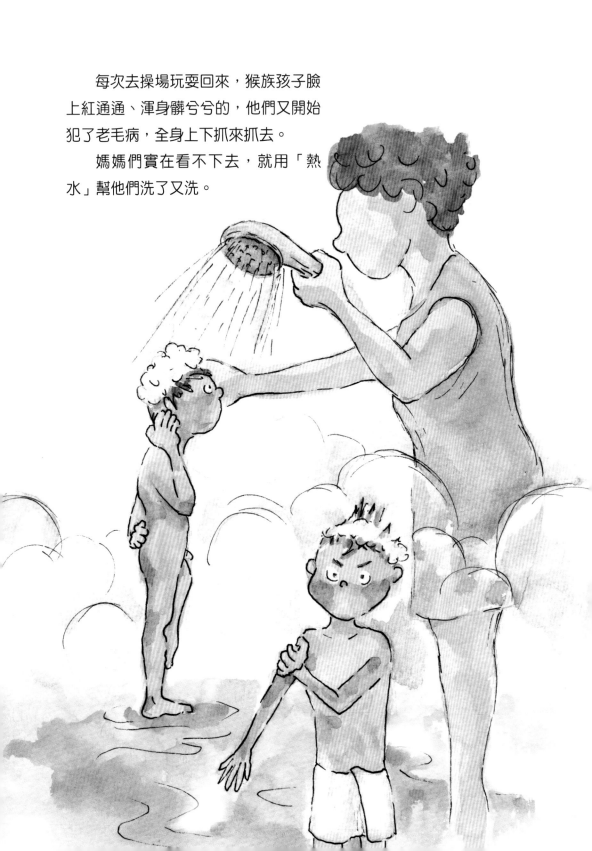

13.前方莢膜下白內障。

14.眼眶變黑。

15.臉部蒼白／臉部紅疹。

16.白色糠疹。

17.流汗時有癢感。

18.對羊毛與脂質溶媒不耐受性。

19.毛孔周圍突出。

20.食物過敏。

21.病程可受環境或情緒影響。

22.白色的皮膚畫紋現象／延遲性皮膚蒼白現象。

（修改自《認識小兒氣喘及過敏疾病》）

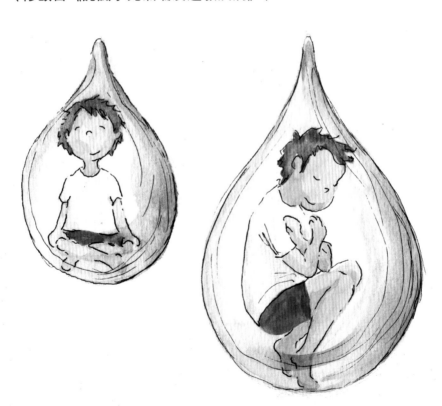

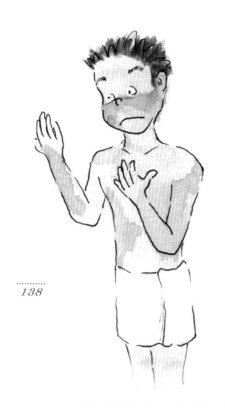

沒想到愈洗愈嚴重，孩子各個又紅又腫。

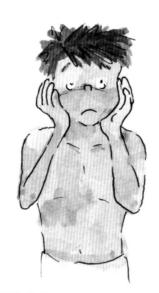

　　媽媽們驚慌之餘想起魔法學校的教主老
是叮嚀的一句話：「保濕！保濕！」
　　原來，孩子的搔癢並不是髒。
「莫非是缺水嗎？」媽媽狐疑的
想著。「……那就把水澆下
去吧！」不愧是猴族媽
媽想的點子，但孩子又
不是花！！

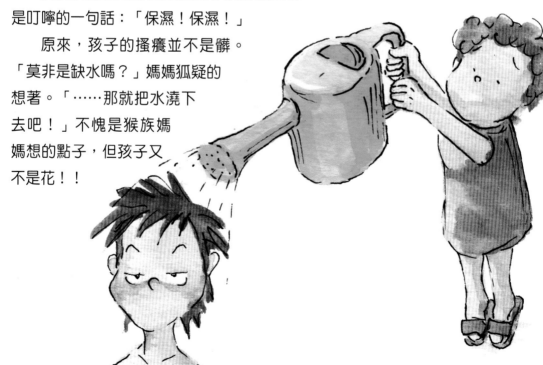

治療

異位性皮膚炎的臨床特徵，主要是皮膚乾燥發癢，在悶熱、搔抓或接觸過敏原與刺激物之後容易惡化。所以平時照護的重點，在於皮膚保濕、避免處於高溫流汗的環境、妥善使用藥物止癢與護膚以避免搔抓，以及找出並避免過敏原及惡化因素。

此外，避免接觸過敏原，是所有過敏性疾病，包括異位性皮膚炎的主要防治措施。空氣過敏原中的塵蟎，也是異位性皮膚炎病童最常見的致病惡化因素，所以防蟎是病童的主要日常照護重點。

中、重度異位性皮膚炎的幼兒之中，40％有食物過敏，容易引起過敏的食物包括牛奶、蛋、帶殼海鮮、花生、堅果及豆類。異位性皮膚炎病童，在飲食上，除非真的明確對特定食物過敏，否則不必過度限制食用。

異位性皮膚炎的日常照護

- 找出並避免過敏原，主要是塵蟎及特定食物。
- 選用適當的皮膚保濕用品。
- 剪短指甲或睡前戴純棉手套，減少搔抓及續發之感染。
- 穿著質輕透氣平滑的服裝，避免粗糙或毛料衣物。
- 依照醫師指示，適當使用抗組織胺及局部類固醇或非類固醇製劑。
- 必要時使用抗生素、抗病毒藥物或抗黴菌藥物治療短期繼發感染，或短期口服類固醇控制嚴重惡化。
- 罕見病況嚴重的病童，可嘗試第2級或第3級治療。

住在千年城堡中的魔法教主——瑛，看到此種景象又好笑又心疼，他明白這群孩子不是好動不聽話，而皮膚上的奇癢讓他不得不抓。

魔法教主心疼的告訴媽媽們，孩子的皮膚對周圍的環境或是食物特別敏感，但是對長大中的孩子仍然要營養均衡，不要因為皮膚上的缺陷而限制他們的飲食。

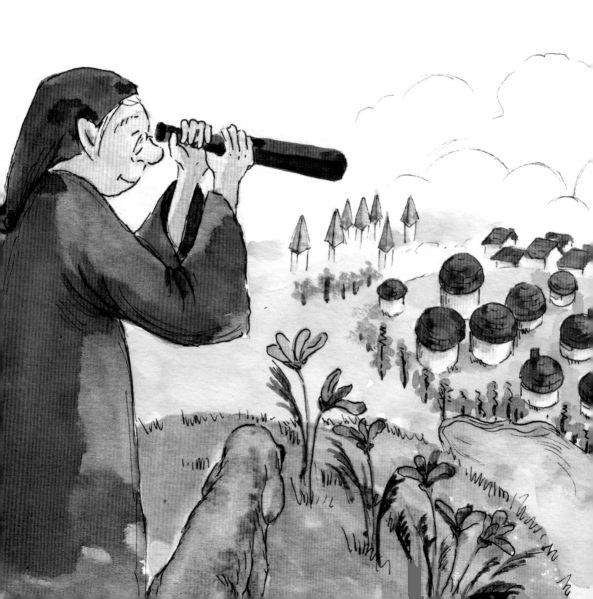

異位性皮膚炎病童之飲食建議

- 除非明確過敏的特定食物，不必忌食。
- 嬰幼兒可用皮膚過敏原測試，2～3歲以上兒童可抽血檢驗，找出「可能」的食物過敏原。
- 確定的食物過敏原，應由食用後數日內皮膚惡化、避食後皮膚改善，再食後皮膚又惡化來確認。
- 中、重度異位性皮膚炎病童，6個月大之前不必添加副食品，且盡量餵食母乳或水解配方奶粉。
- 添加副食品，宜每次添加一種食物，每次觀察1周。
- 蛋及帶殼之海產（蝦、蛤、蚌、蟹等）等最易引發過敏之食物，可較晚再嘗試。
- 確定對牛奶過敏之中、重度異位性皮膚炎嬰兒，建議以母乳哺育或使用完全水解配方之奶粉。

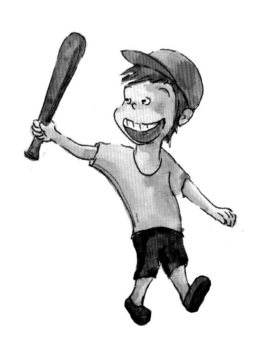

教主也告訴村民：「這個村子的孩子皮膚脆弱，水分特別容易流失，而皮膚乾燥就會癢。」

　　他指了指在峭壁上覓食的羊群說：「我沒有什麼特別的法寶，我只是像那些羊學習而已。」

　　「看啊！她們成天在寒風中覓食，依然健壯白皙。」

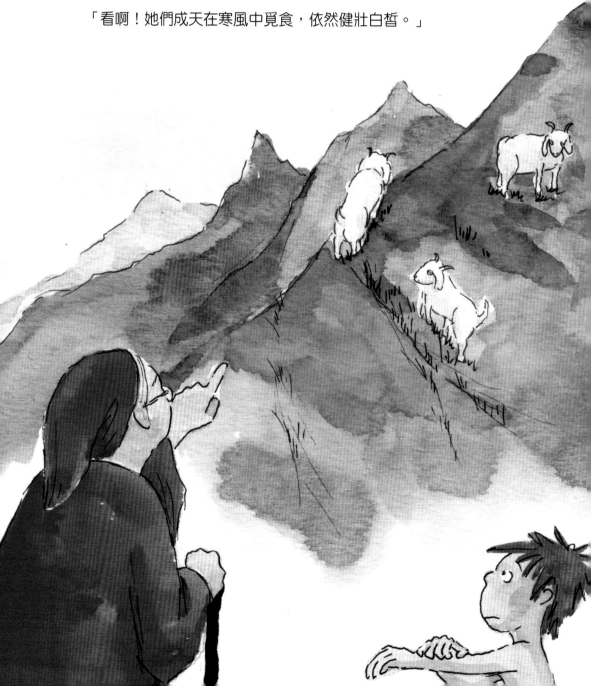

皮膚「保濕」要訣

異位性皮膚炎病童的皮膚比正常人保水能力差，而有皮膚乾燥的問題，這也是異位性皮膚炎症狀加劇的主因，使用適當的皮膚保濕用品，改善皮膚乾燥，對於皮膚炎的控制極有幫助。

異位性皮膚炎病童的皮膚「保濕」要訣包括

1. 泡澡或淋浴時，避免用過燙的熱水，洗澡時避免過度搔抓。淋浴後剛擦乾，在皮膚仍保有濕度時，立刻塗上保濕用品，維持皮膚的濕潤。

2. 保濕用品的選擇，以大品牌、不含芳香劑或添加物為佳，但不必特意選擇價格昂貴的。

   • 凡士林是最傳統好用的保濕用品，幾乎不會引起過敏，但缺點是太油、不透氣、有黏膩感、易阻塞毛囊。使用時可擦薄一點或是局部用在比較乾燥的部位。

   • 保濕乳霜（Crearm）效果比保濕乳液（lotion）好。

   • 含有尿素（urea）成分的保濕用品，同時有保濕和去角質的功能，但擦在臉上或皮膚較薄的地方會有刺感。

3. 適用新的保濕用品時，可先只塗抹肢體或臉部之一側數日，比較有擦或未擦的二側皮膚病灶是否惡化，來評估是否對此新品過敏。

教主在深山中研發出一種精華霜，他從數百種老樹的樹液中萃取出具有保溼效果的金黃色液體，混與阿拉基山老山羊的羊脂混合，最後加一滴老山羊的尿液。

　　他把精華霜塗在孩子發癢的皮膚上，皮膚果然比較不癢了。

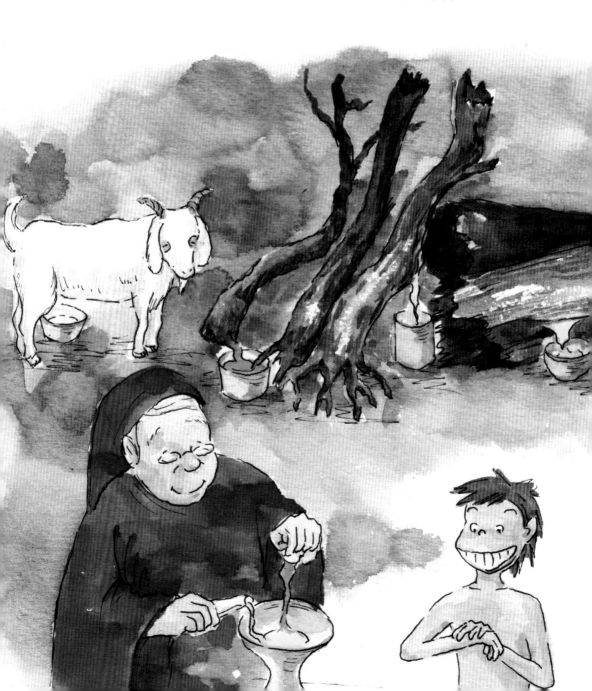

第一線藥物——類固醇用藥

　　配合醫師指示，使用適當的藥物，也是治療異位性皮膚炎病童重要的一環，因為當異位性皮膚炎惡化時，若不用藥物處理，當皮膚病灶劇癢難熬，搔抓又更惡化，一旦形成皮膚粗厚的苔蘚性病變，將來不容易痊癒。治療異位性皮膚炎的第一線藥物，一般是口服抗組織胺來減少搔癢感，以及局部類固醇或非類固醇藥物來控制皮膚炎及濕疹病變。

類固醇的使用必須符合下列原則——

1.外用皮膚類固醇是治療異位性皮膚炎最基礎且重要的藥物。

2.類固醇一般用於急性病灶，在皮膚病灶改善後，即可減量或停用。

3.外用類固醇依照強度可分為7級；強效類固醇不應使用在臉或皺褶處，只能短期使用於軀幹或四肢。

4.中或弱效類固醇，適用於一般慢性病灶。

5.類固醇的副作用，和塗抹的類固醇強度、塗抹面積和使用時間有關。

6.在醫師指示下，外用類固醇造成之全身副作用極為罕見；長期使用，偶見皮膚變薄、變白，通常停用後即可復原。

7.使用中度外用的類固醇藥膏，若敷用體表面積小於20％，連續使用2～3週，不必擔心任何全身或局部副作用。

8.異位性皮膚炎嚴重惡化時，可考慮短期使用口服類固醇3～7天。一般只要不連續使用超過2週，不必擔心全身性副作用。

第一級／超強效	Dermovae 0.05%；cream, ointment, gel（Clobetasol propionate） Diprolene 0.05/%；ointment（Betamethasone dipropionate） Ultravate 0.05%；cream, ointment（Halobetasol propionate）
第二級／強效	Lidex/Topsym 0.05%；cream, ointment, gel（Fluocinonide） Elocon 0.1%；ointment（Mometsone furoate） Topicort/Esperson；cream/ointment 0.25%, gel 0.5%（Desoximetasone）
第三級／中效	Kenalog 0.1% ointment（Triamcinolone acetonide） Cyclocort 0.1%；cream, lotion（Amcinonide） Diprosone 0.05%；cream（Betamethasone dipropionate） Valisone 0.1%；ointment（Betamethasone valerate） Cutivate 0.005%；ointment（Flfticasone propionate）
第四級／中效	Elocon 0.1%；cream, lotion（Mometasone furoate） Kenalog 0.1% cream（Triamcinolone acetonide）
第五級／中效	Cutivate 0.05%；cream（Flticasone propionate） Valisone 0.1%；cream（Betamethasone valerate）
第六級／弱效	Diprolene 0.05%；lotion（Betamethasone valerate） Valisone 0.1%；lotion（Betamethasone valerate）
第七級／弱效	Corti-S 1%；ointment（Hydrocortisone acetate）

局部免疫調節劑

局部非類固醇之免疫調節劑，是近年來異位性皮膚炎治療藥物的重大突破。主要包括普特皮（Protopic、Tacrolimus）及醫立妥（Elidel、Pimecrolimus）藥膏。此類藥物可以達到治療異位性皮膚炎的效果，也不會引發類似類固醇的可能副作用，其特點包括——

1.可安全地長期使用於2歲以上病童。

2.普特皮的效力比醫立妥強，但比較油，偶有刺癢感，不建議擦太厚。

3.洗完澡或洗完臉，建議30分鐘後再塗抹，可以減少藥膏的刺激性。

4.是輕、中度異位性皮膚炎，尤其是頭頸部患處很好的選擇。

如果確實做好避免過敏原、適切的皮膚保濕、妥當使用口服抗組織胺與局部類固醇或免疫調節劑，異位性皮膚炎症狀仍未能理想控制時，可請皮膚科或兒童過敏免疫醫師採行第2級或第3級治療。

異位性皮膚炎之第2級及第3級治療

異位性皮膚炎第2級治療	• UVB紫外光治療 • 口服或注射類固醇
異位性皮膚炎第3級治療	• UVA紫外光治療 • 口服免疫抑制劑治療 • 口服 γ 次亞麻油酸（Gamma linolenic acid） • 濕敷（Wet dressing） • 白三烯素阻斷劑（Leukotriene antagonist） • 丙型干擾素（Interferon gamma） • 免疫球蛋白（IVIG）施打 • 益生菌

魔教主叮嚀村民要好好照顧孩童的皮膚，不要因為害怕用藥反而讓病情更嚴重，長大後真的變成一隻大猴子了！

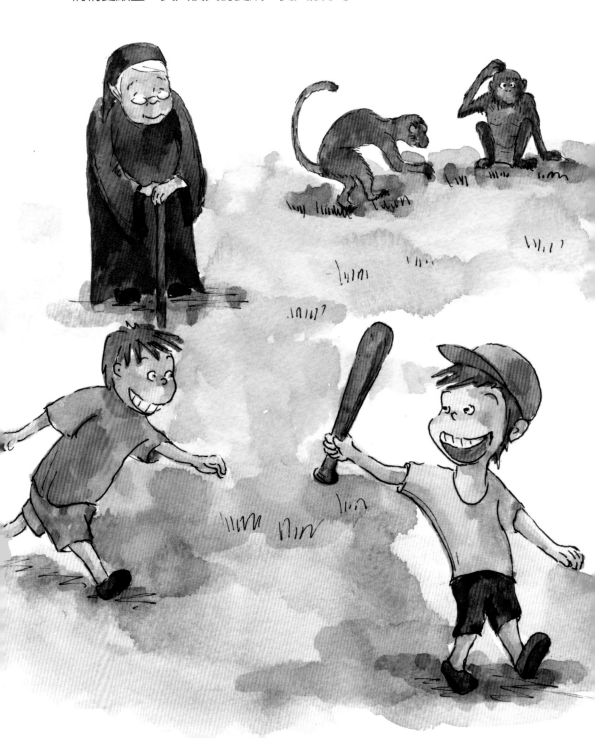

預後

　　異位性皮膚炎的症狀雖然擾人；但只要積極照顧，預後良好50％的病童在學齡之前就可痊癒或明顯改善；85％～90％的病童，在青春期就可痊癒。15％尚未痊癒的病童中，大多數是僅於關節處有慢性苔癬性病變；只有極少數的病童，須要使用第3級治療。

　　由於異位性皮膚炎病童本身有過敏體質，約有八成同時或以後可能會有過敏性鼻炎或氣喘的症狀。所幸，只要妥善照顧，隨著年齡增長，亦可自行痊癒或改善。

哎呀呀！大家都忘了阿托比猴族中的麻煩鬼：可憐的膨膨紅臉族。

他滿腹委屈的一直抓抓抓。可是，愈抓愈癢，愈抓愈腫，好像癢到骨子裡面了。

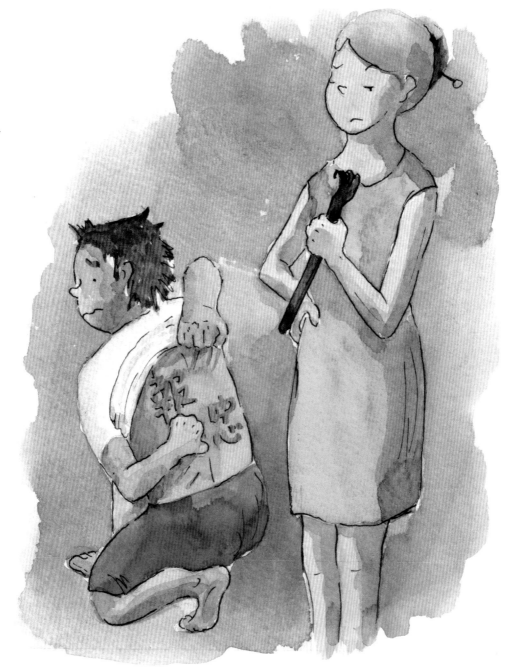

認識蕁麻疹

　　蕁麻疹（Urticaria）是一種可由多種原因引起下表淺小血管擴張充血與水腫，導致皮膚產生強烈癢感的不規則突起疹塊。在台灣一般俗稱「風疹塊」。蕁麻疹相當常見，大於百分之二十的人，一生至少會出現一次。

症狀

　　典型的蕁麻疹以皮膚的突發性膨疹來表現，這些膨疹相當癢，可以發生在身體的任何部位及以任何形狀與大小出現。個別膨疹持續存在的時間通常不會超過24小時，有時新舊膨疹會互相融合。蕁麻疹通常突發出現又很快消失，可以持續幾小時或幾天；但有時反覆持續發病超過幾個星期，甚至可能持續數月或數年之久，則稱之為「慢性蕁麻疹」。

　　蕁麻疹病童，有時會合併血管性水腫（Angioedema）。血管性水腫發生於皮膚較深層的真皮與皮下組織，較少有癢感，大多於臉部、舌頭、四肢或生殖器官處造成腫脹；但也可能發生於呼吸道或消化道的黏膜，產生聲音嘶啞、呼吸困難、噁心、嘔吐，吞嚥困難、胃痛或腹瀉等症狀。

　　血管性水腫的膨疹，除了不癢且有時會痛外，持續時間也較久，有時會超過72小時，和典型蕁麻疹不同。

原因和分類

　　引起蕁麻疹的原因很多，致病機轉亦不相同。一般以與過敏免疫機轉相關與否，分為「過敏性蕁麻疹」與「非過敏性蕁麻疹。」最近，世界各國蕁麻疹醫學專家所參與舉辦的國際蕁麻疹會議的共識，則依發作的時間頻率與原因，分為「自發性蕁麻疹」、「物理性蕁麻疹」與「其他類型蕁麻疹」。有些蕁麻疹病童，可能同時兼具數種類型的特色。

膨膨紅臉族什麼時候會癢呢？太冷、太熱、繫很緊的皮帶、吃不明的藥物等都會癢。

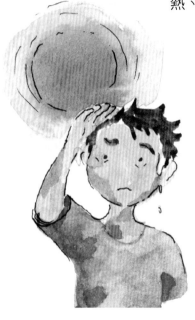
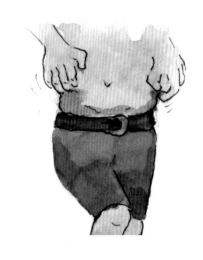

● 過敏性蕁麻疹

主要與IgE抗體的過敏免疫反應有關。乃由於病童對特定的過敏原，包括食物、藥物、感染、昆蟲螫刺、血液製劑等物質，引起敏感反應所造成。以食物和藥物，引起者最為常見。

最容易引起的食物，包括蛋、芒果、蚌殼類海鮮和堅果。最容易引發蕁麻疹的藥物則是盤尼西林和磺胺類抗生素。

● 非過敏性蕁麻疹

大部分物理性蕁麻疹，包括：

1.冷因性蕁麻疹（Cold Urticaria）：因身體接觸低溫後所引發，如突然跳入冷水游泳池、接觸冰塊或吹襲冷風。

2.遲發壓力性蕁麻疹（Delayed Pressure Urticaria）：因為表皮受到壓力產生，如腰帶、胸罩太緊或長期穿著緊身衣；膨疹於一般受壓3~12小時後出現。

3.熱因性蕁麻疹（Heat Urticaria）：局部接觸較熱物質引起。

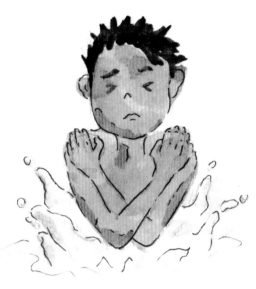

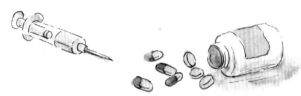

　　4.日光性蕁麻疹（Solar Urticaria）：暴露於陽光下所引起。曝曬數分鐘即可產生，孩童較少見。

　　5.皮膚劃紋現象（Dermographism）：以鈍物劃過皮膚所產生的反應，一開始局部血管收縮產生白紋，之後泛紅發癢，並逐漸形成線狀突起的膨疹。

　　6.膽鹼性蕁麻疹（Cholinergic Urticaria）：常在運動後、洗熱水澡、情緒激動或熱飲後，神經系統釋放出一些血管活化介質，導致發癢的膨疹。常見於頸部、肘關節與膝關節屈側，及大腿內側。當溫度下降後，膨疹也逐漸消失。

　　7.其他：有些人服用阿斯匹靈、非類固醇消炎藥物、某些食物色素、硝酸鹽和其他食物添加物，注射顯影劑，或有些病原菌感染，如幽門桿菌、黴漿菌及B型肝炎病毒等，之後會引起蕁麻疹。

可憐的膨膨猴，皮膚腫了一大塊，好像被人打過似的。不過，魔法師可沒忘記他，老早準備好特製的急救藥物。

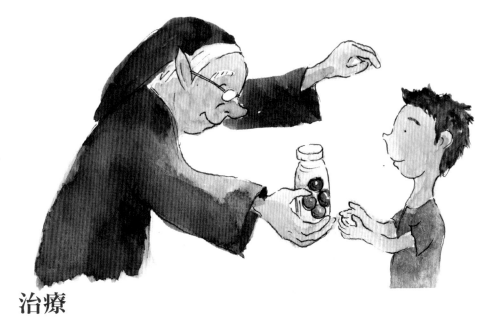

治療

蕁麻疹的防治原則，在於找出誘發原因並加以避免，仍有急性症狀時，可口服抗組織胺藥物或必要時短期併用口服類固醇；併發嚴重血管性水腫時，須使用注射腎上腺素等急救藥物；而慢性蕁麻疹病童，由於藥物療程時間較久，須與醫師充分配合。

處理原則

- 由記錄生活病史、必要之過敏原檢測、自體皮膚試驗（Autologous skin test），儘量找出致病原因並加以避免。
- 看診時，家長應該告知醫護人員可能的過敏藥物；健保卡可自行貼記過敏的藥物。
- 盤尼西林或磺胺類抗生素、阿斯匹靈以及非類固醇抗發炎藥物等，是最常見的致蕁麻疹藥物。止痛退燒，可以乙醯胺酚（Acetaminophen，如

普拿疼）替代，但有些人對某些品牌之乙醯胺酚也會過敏。

· 患有遲發壓力性蕁麻疹的病童，應穿著質輕、寬鬆、透氣的服飾。

· 避免過度頻繁洗澡。沐浴後要趁水分未乾，塗抹潤膚乳霜，避免皮膚乾燥搔抓，使蕁麻疹惡化。洗澡時及沐浴後，過度用力擦拭也容易促成蕁麻疹發作。

· 蕁麻疹急性惡化時，可利用藥物緩解難熬的發癢膨疹。使用口服抗組織胺，尤其是不會嗜睡的第二代抗組織胺是首選藥物；而重症的病童，可併用口服類固醇數日，家長不必太過擔心類固醇的副作用。

· 併發嚴重血管性水腫（即出現呼吸窘迫、呼吸困難、吞嚥困難…時），要儘速就醫，給予腎上腺素後，併用抗組織胺及類固醇。

· 慢性蕁麻疹病童，雖然症狀持續且往往找不到誘發因素，但通常症狀持續數月或數年之後，可自行緩解，不再造成困擾。

慢性蕁麻疹處理原則

· 症狀控制，以口服第二代抗組織胺為主。

· 數週後，若症狀仍控制不理想，可考慮加強抗組織胺至四倍劑量，仍屬安全範圍。

· 若不想使用高劑量抗組織胺，或症狀仍控制不佳，可考慮併用H2阻斷劑、白三烯拮抗劑、或其他免疫調節劑。

· 類固醇短期（3~7天）使用，偶爾用以控制蕁麻疹急性惡化；但不建議長期使用於治療慢性蕁麻疹。

· 慢性蕁麻疹其用藥時間較長，有經驗的兒童過敏專科醫師，可以提供簡單、有效、安全的用藥方式。家長應帶領孩童有耐心地遵從醫囑用藥。

· 雖然有報告顯示慢性蕁麻疹可能併發自體免疫疾病，但我們的經驗顯示，在台灣是相當罕見的。而且目前也不認為慢性蕁麻疹和腫瘤有關，家長無須擔心。

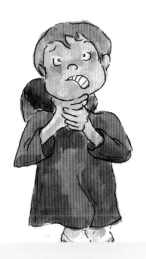
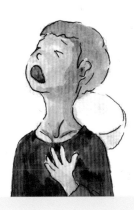

第 **5** 章

致命的禁忌

■ 全身型過敏性反應

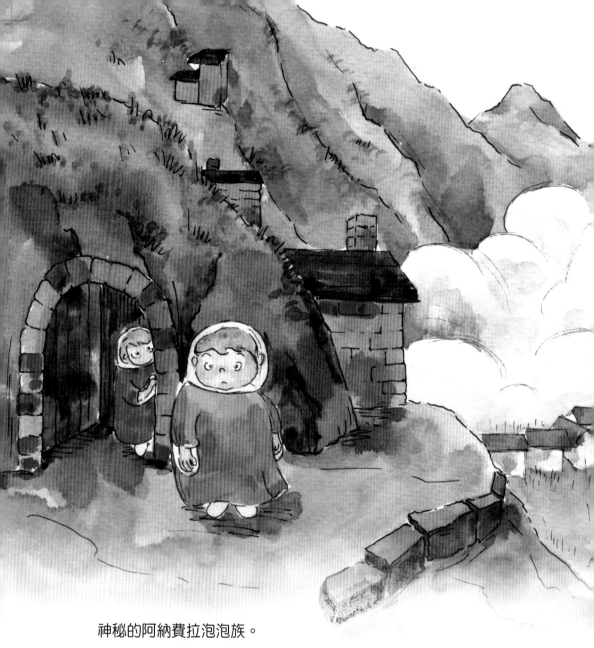

　　神秘的阿納費拉泡泡族。

　　泡泡族？這個極少數的村民其實還存在阿拉基山城當中，他們住在深
山的洞穴裡過著與世隔絕的生活。

　　泡泡族不常出門，也沒有跟其他族群有太多的往來，他們沒有什麼社
交活動，吃著簡單的食物過著修道院似的日子。泡泡族村民長得白白瘦瘦
的，他們有著非常特別的妝扮，全身包覆緊緊像修士道袍一般，頭上還帶
著一頂透明頭盔，活像一隻隻水母飄在洞裡。

認識全身型過敏性反應

　　全身型過敏性反應（Anaphylaxis）是因再次接觸過敏原，經由免疫球蛋白E，使周邊血液嗜酸性白血球及組織肥胖細胞釋放強效細胞介質所造成的「立即型全身性過敏反應」。

　　這種反應通常來勢洶洶，有時甚至會引起呼吸困難、休克、意識障礙，甚至死亡，是一種罕見，但發生時會有生命危險的急症；所以一旦發生，就應該緊急救護，先做第一線處理，然後馬上送醫。

泡泡族村民個性看似孤僻怪異，不與人來往，其實這群族人自己有不為人知的秘密——那就是她們有一個非常脆弱的身體，脆弱到只要碰到過敏的物品或是吞入奇怪的食物就馬上會昏倒甚至死亡。

　　最令人印象深刻的一次，在猴族慶祝採蜜大豐收的派對之中，受邀參加的泡泡族人突然通通昏倒，把大家嚇得半死，從此以後村民便不太敢邀請泡泡族人參加派對。

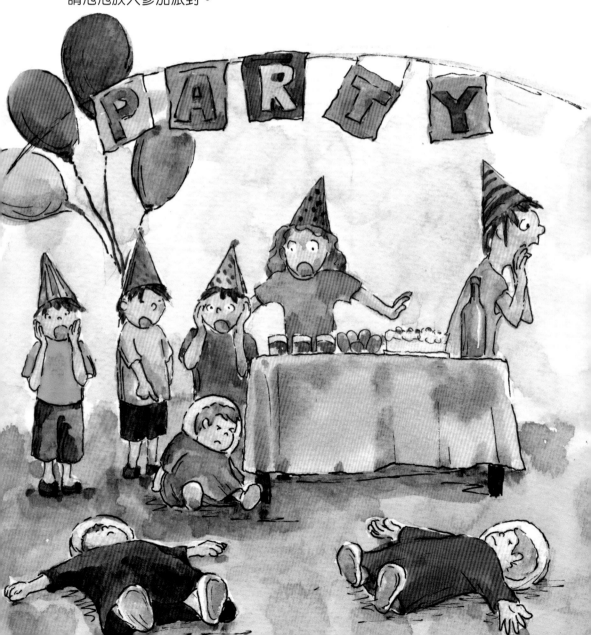

症狀

　　全身型過敏反應的臨床症狀和嚴重度因人而異，一般常會先起皮膚紅疹、癢感、蕁麻疹或讓鼻喉部發癢；偶爾會有噁心、嘔吐、腹疼等腸胃症狀；但嚴重的是聲音嘶啞、發聲困難及吞嚥困難等上呼吸道阻塞現象；喘鳴和胸悶等下呼吸道阻塞現象；血壓降低，甚至休克；意識障礙、昏厥、抽搐，甚至死亡。

立即處置送醫的警訊

- 聲音暗啞且吸氣時有哮吼聲或胸骨上緣凹陷。
- 發聲困難或吞嚥困難。
- 呼吸急促、呼吸困難或胸壁凹陷。
- 嘴唇暗黑或發紺。
- 血壓降低、心跳過快或心搏停止。
- 意識障礙、昏厥或抽搐。
- 自覺有瀕臨死亡的感覺。

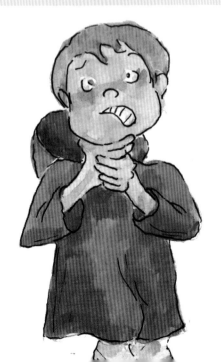
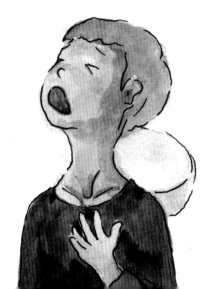

泡泡族對於自己過於敏感的身體也十分不解，他們不求天神也不怪祖先，只是一代傳一代，族人們似乎都知道過敏的東西不能碰，沒吃過的東西不要吞，奇怪的新產品也不要用，總之呢，戴著防護罩全身包緊緊的就安全了。

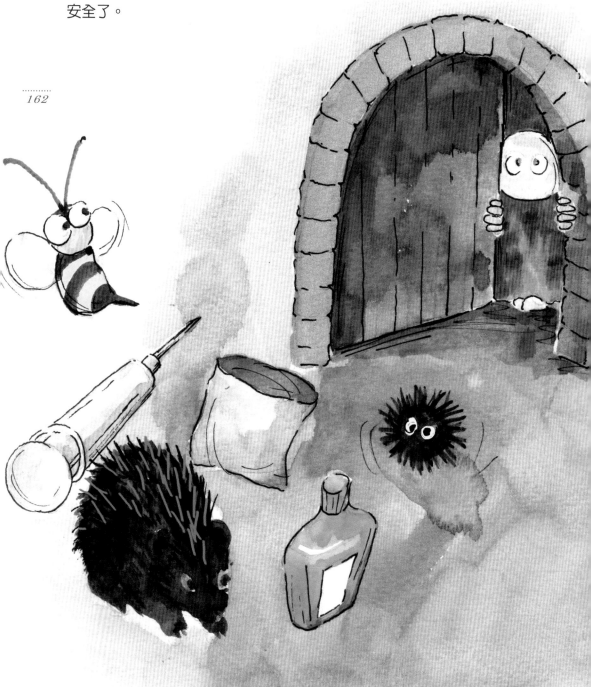

全身型過敏反應的過敏原

全身型過敏反應，通常不會在初次接觸過敏原時就發作，而是在「再次」接觸時誘發。雖然罕見，但是可能致命的全身過敏反應一旦發作過一次，就有可能復發；所以找出自己的過敏原，避免接觸，是預防上相當重要的事情。

要找出全身型過敏反應的原因，有時病史是十分明顯易見的，例如：吃了某種特定的食物後，產生全身過敏反應；打了盤尼西林類抗生素針劑後，產生休克；手術前麻醉時，咽喉水腫、呼吸困難甚至休克急救；做電腦斷層攝影或腎臟檢查，注射顯影劑時，有瀕臨死亡的感覺或休克；減敏治療過敏性鼻炎或氣喘時，產生嚴重喘鳴、呼吸困難、甚至休克。有時則須藉助於過敏原特異性皮膚測試或血液中過敏原特異性免疫球蛋白E檢查。但有些會產生全身性過敏反應的病童，縱使經由各種檢查，仍然找不出特定過敏原，則稱之為「特發性全身型過敏反應」。

全身型過敏反應常見的過敏原

- 昆蟲螫刺（尤其是黃蜂）。
- 食物（花生最常見）。
- 藥物（盤尼西林、麻醉藥、胰島素及放射科診斷用顯影劑較常見）。
- 過敏原萃取物（用於減敏治療）。
- 疫苗。
- 乳膠。

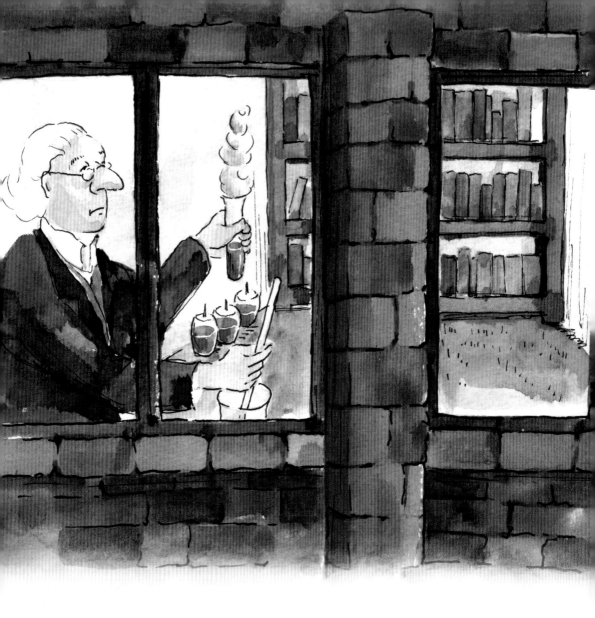

　　魔法學校的魔法師們非常同情泡泡族的處境，他們發明了一種胖胖針——一支圓圓胖胖的玻璃瓶，尾端有一軟軟的彈性針頭，裡面裝有紫色的神奇魔藥。

　　只要泡泡族孩子發生危急時，就把胖胖針用力插入身體就可以救他們一命。

治療與預防

　　由於全身型過敏反應是一種有潛在性致命危險的重要緊急醫療狀況，所以發生時的緊急處理方式，以及預防再次發生的措施非常重要。

　　當病童有全身性過敏性反應，尤其是有呼吸困難、哮吼、喘鳴、低血壓、心律不整、休克、痙攣或意識障礙等嚴重症狀時，醫護人員須先儘速給予皮下注射腎上腺素（每公斤體重0.01毫升，最多0.3毫升）。此外，口腔咽喉的人工氣道、氧氣，維持靜脈輸液注射型的抗組織胺以及靜脈注射類固醇，也是必要的緊急醫療處置。全身性過敏反應經治療狀況緩解後，仍可能出現續發性嚴重過敏反應。所以，家長要配合醫護人員建議，不可在症狀緩解後馬上離開醫院，一定要留置觀察至少四至八小時。

　　由於全身型過敏反應，於再次接觸過敏原時仍會復發，所以病童以及家屬、老師都應被教導如何預防及必要的緊急處置。病童本身應隨身攜帶載有過敏原因、臨床症狀及緊急處理或送醫治療方式的過敏保健卡，以及腎上腺素急救針，其中Epipen急救針是最常用的自用腎上腺素注射方式。由於這種針筒事先已經灌入藥，也裝上看不見的彈性針頭，使用時，只要摘掉蓋子，穩穩地把尖嘴注射筒的頂端壓在大腿側面即可，連衣服也不必脫，十分方便。

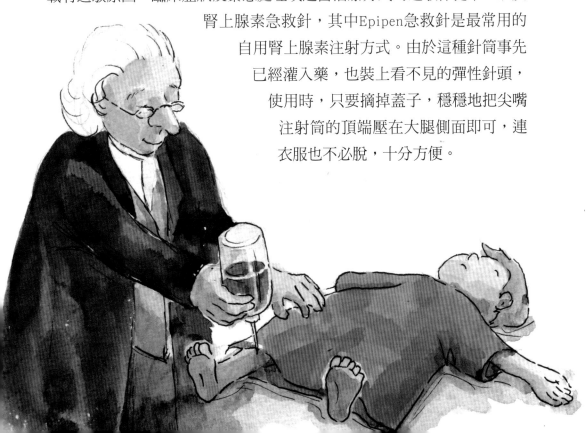

細心的魔法師把泡泡族該避免的物品列了一張清單，還有一張急救的程序，與救命胖胖針裝入一個胖胖袋。

　　他吩咐每一個泡泡族人都要隨身背著，同時也教導所有阿拉基山城的人如何使用胖胖袋幫助泡泡族村民，從此以後泡泡族村民可以安心的過日子了。

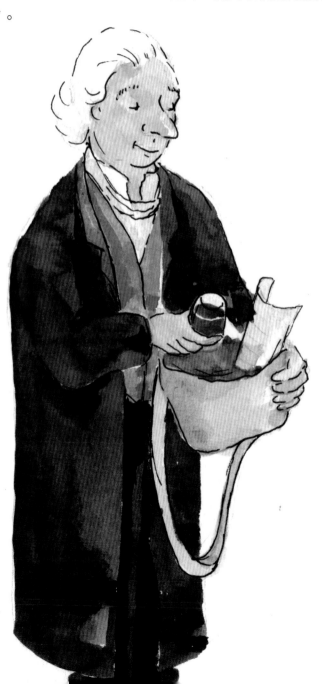

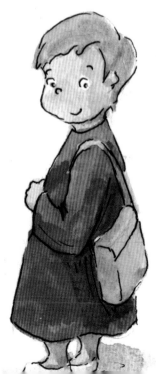

全身型過敏反應病童的預防及處理

- 應隨身攜帶「過敏保健卡」：卡片上應註明過敏原因、臨床症狀、緊急處理及送醫治療方式。
- 病童若同時併有氣喘病時，在接受手術麻醉、需打顯影劑的檢查、預防接種、抗生素針劑以及減敏治療之前，須先告知醫護人員。同時施打針劑之後，務必留置觀察至少30分鐘。
- 要絕對避免會引起自己全身性過敏反應的食物。
- 應隨身攜帶急救用腎上腺素針劑。

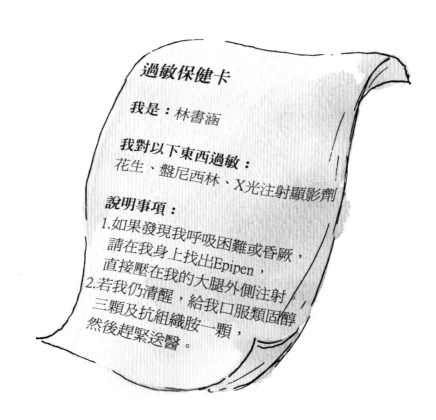

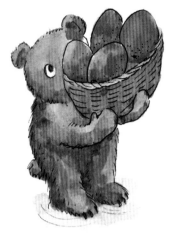
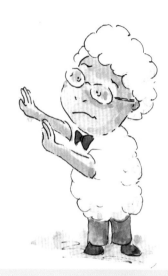

第6章

食物引起的皮膚膨疹

■ 食物過敏

喀茲！喀茲！

愛吃零食的富特羊族。

富特羊族的小孩總是喜歡在商店徘徊。

喀茲！喀茲！ 喀茲！喀茲！

餅乾、冰棒、魷魚絲，喀滋！喀滋！喀滋！喀滋！巧克力、花生、冰淇淋，喀滋！喀滋！

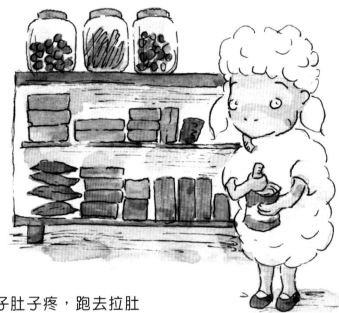

　　唉呀！有一個孩子肚子疼，跑去拉肚子；有一個孩子吃太多，吐了一地；有一個孩子突然頭昏，轉來轉去。

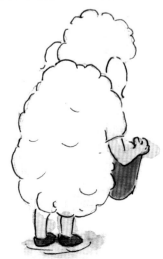

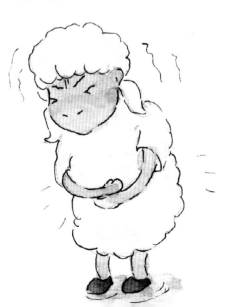

認識食物過敏

因食物而引起身體不舒服，是兒童常見的生活照顧問題。但是這些身體不適的現象，不完全是真的「食物過敏」。

所謂的「食物過敏」，專指身體對食物中之特定過敏原產生過敏反應，尤其是食物專一性免疫球蛋白E；當再次吃下過敏食物時，身體產生免疫反應導致之過敏症狀的臨床現象。這些臨床症狀，除了異位性皮膚炎惡化外，大部分是在吃下過敏食物後數分鐘到數小時內發生。

食物引起的非過敏問題

- **食物不適應**：又以「乳糖不耐症」最為常見，問題的癥結通常在於身體缺乏適當或足量的酵素，來消化牛奶和牛奶製品中的乳糖，導致喝下牛奶後，產生腹疼和腹瀉。
- **食物反應不良**：如：味素症候群；有些人對特定食物或食品加工添加物，例如味精，食用後產生嘔心、腹疼、頭疼、胸悶、心悸等不良反應。
- **食物中毒**：食物處理過程不當，被細菌或病毒污染，食後發生嘔吐、腹瀉、腹疼的感染症狀，嚴重時會發燒、血便甚至重度感染休克死亡。
- **腸胃炎**：某些病毒感染後會引起病發、噁心、嘔吐、腹疼、腹瀉等腸胃症狀；家長常誤以為是吃東西引起，其實和食物無關。

但是，最可怕的，有一個孩子的臉，碰！變成了一張豬臉。碰！又有一個孩子變得像阿托皮猴族又紅又腫。碰！一個孩子發出海狗叫聲，如同阿斯馬海狗族一般。

富特羊族的孩子愛吃零食的後果就是變，變，變，變！變成別家小孩的樣子，真令家長們擔心不已。

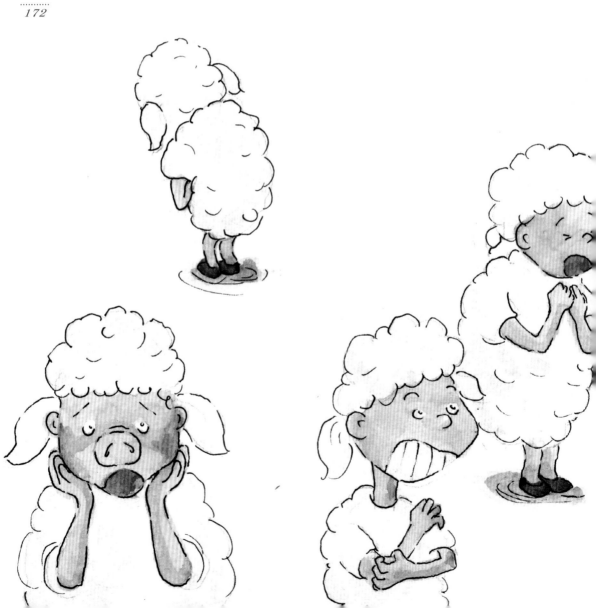

症狀

- **急性蕁麻疹**：最為常見，患者在吃到過敏食物後，數分鐘到數小時內身體長出劇癢的紅色膨疹。
- **血管神經性水腫**：有時會合併眼睛、嘴唇腫起的症狀。
- **異位性皮膚炎惡化**：症狀有時在數日或一週內才出現。
- **呼吸道症狀**：引起氣喘、鼻子過敏或眼睛過敏。
- **腸胃道症狀**：從嘴巴周圍起紅疹、口腔喉嚨發癢，到噁心、嘔吐、腹疼、腹瀉都有可能。
- **全身性過敏反應與過敏性休克**：在極少數的情況下，有些病童會產生全身性過敏反應，出現呼吸困難、呼吸窘迫、血壓降低、意識障礙，甚至可能休克，危及性命。

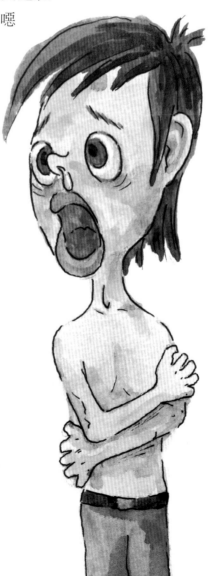

奇特的是，每一家族害怕的零食都不一樣，例如富特羊族族長家最怕收到芒果禮盒，小孩一碰到立刻變成豬頭；富特羊小學校長家最怕收到花生，全家吃了就昏倒！

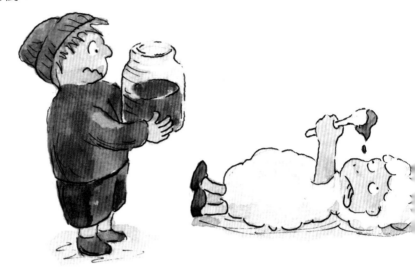

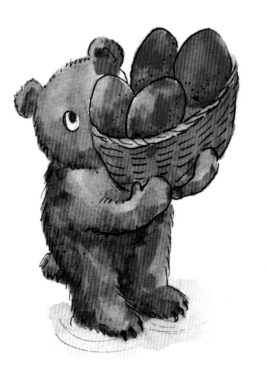

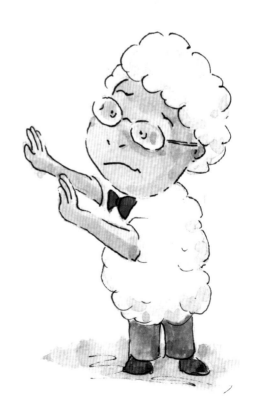

容易引起過敏的食物

　　隨著年齡增長、容易引起過敏的食物也不同。在嬰幼兒時期，最常引起過敏的食物為「牛奶」和「蛋」。其他年齡層，在台灣常見的食物過敏原是「蝦」、「蟹」等帶殼海產，水果則以「芒果」最常見。

　　至於，國外常引起全身性過敏性反應或致命性休克的是花生或堅果過敏，這兩種在台灣雖仍罕見，但卻有逐年增加的趨勢。

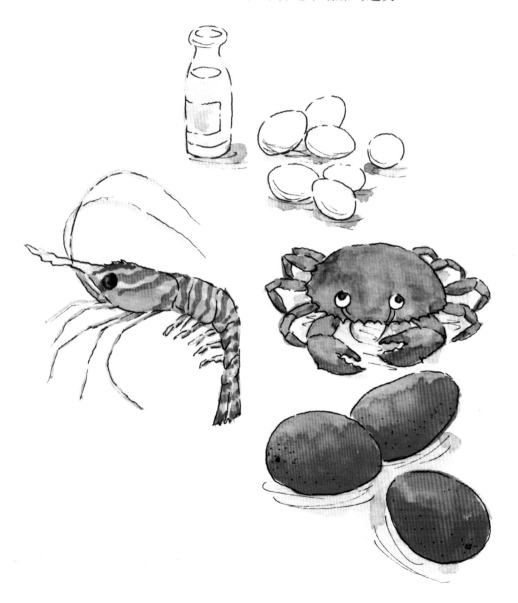

為了保障族人的健康，富特羊族族長決定做一個徹底的追查，他要求族裡每一個家庭成員對於每天吃的、喝的都要寫下來，還有每一次吃東西的「變身經過」。

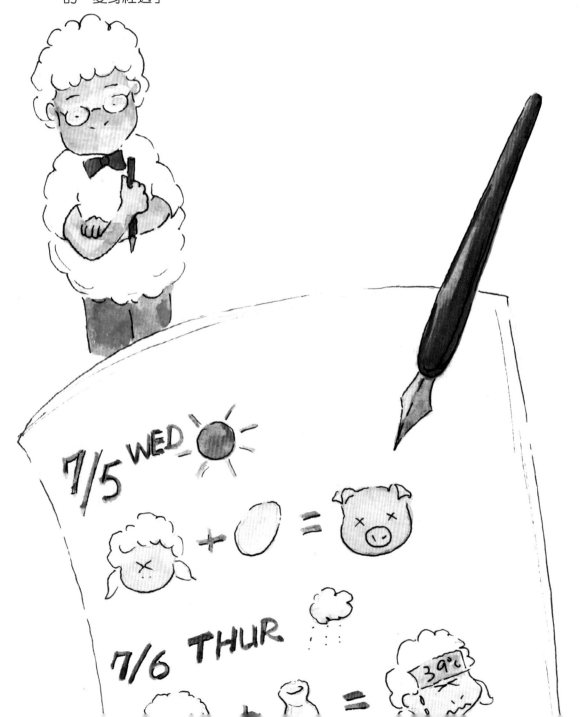

診斷

要診斷過敏兒童的臨床症狀是否因特定食物過敏而產生，主要是依據家長的觀察病史（詳細記錄孩童的過敏症狀與飲食觀察）、參考血清中食物特異性免疫球蛋白IgE抗體檢測及食物過敏原皮膚測試，最後以「食物激發測試」確定。

食物過敏的判斷要訣

- 家族的成員或兒童本身，患有過敏性疾病，例如過敏性鼻炎、氣喘或異位性皮膚炎。
- 吃下食物後，立即產生特定的皮膚、呼吸道或消化道症狀。
- 類似的症狀，反覆出現，而且往往是和特定的食物有關。
- 飲食中避免特定食物後，不適症狀不再發生。

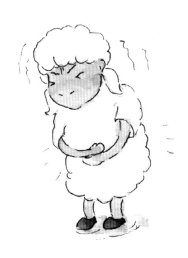
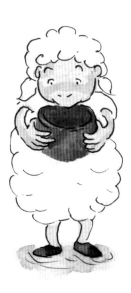

族長把族人記錄下的飲食日記交給山上的魔法師們。

魔法師拿出一大張《食物索引大圖鑑》上面沾滿了各式各樣食物的屑渣讓族長帶回去，他要每個孩子吃點圖鑑上的每一種屑渣，再分別觀察身體上的變化

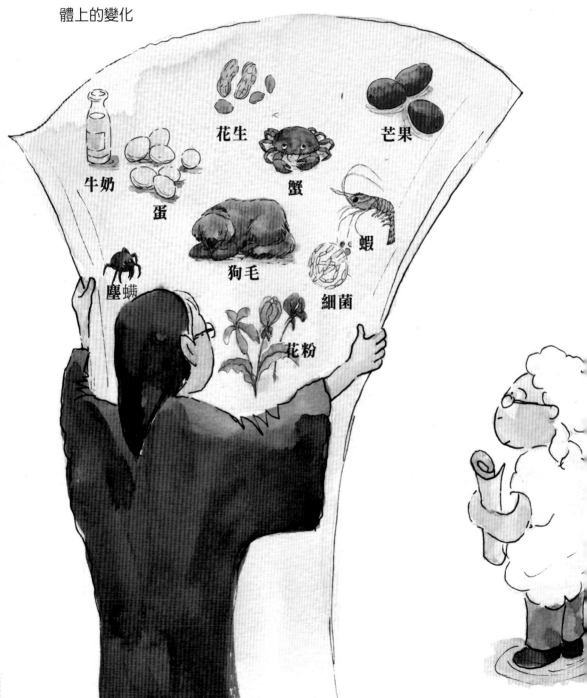

花生

芒果

牛奶

蛋

蟹

蝦

塵蟎

狗毛

細菌

花粉

面對食物過敏的正確態度

家長若一時之間無法釐清孩童食物與過敏症狀的因果關係時,則應做一個「飲食日誌」,記錄兒童每天所吃的食物及症狀,如此,方能找出過敏食物的重要依據。

當懷疑孩童對食物過敏時,家長應帶孩童至兒科或過敏免疫專科醫師就診,必要時可以檢驗「血清中食物特異性免疫球蛋白E抗體」或「食物過敏原皮膚試驗」,來推測可能過敏的原因。此二者檢驗正常時,通常代表患童對此食物沒過敏;此二者檢驗異常的食物,則須進一步進行「食物激發測試」來確定食物過敏原。

然而,坊間許多醫療診所或檢驗所,建議疑似病童接受自費昂貴的數十種甚至近百種「食物過敏原特異性IgG」檢測做為食物過敏原判斷的依據,且未進行病史觀察及食物激發測試,來診斷特定食物過敏,建議病童避免吃許多食物,是完全錯誤的做法。這會造成家長及兒童不必要的生活困擾,因為正常人只要接觸過特定食物,就可以產生食物過敏原特異性免疫球蛋白G,這是自然的生理現象,並不會致病。換言之,檢測食物過敏應是「IgE」,而不是IgG。

認識食物激發測試

標準的食物激發測試,是所謂的「雙盲安慰劑控制」檢測模式,也就是醫師和家長、病童在事先均不知所吃的是測試食物或安慰劑情況下,觀察孩童吃下後是否產生臨床症狀的方式。

但實際臨床上,醫師可就「吃就發病」、「停吃症狀會改善」、「再吃又再發病」的典型三部曲,做為確定食物過敏原的依據。

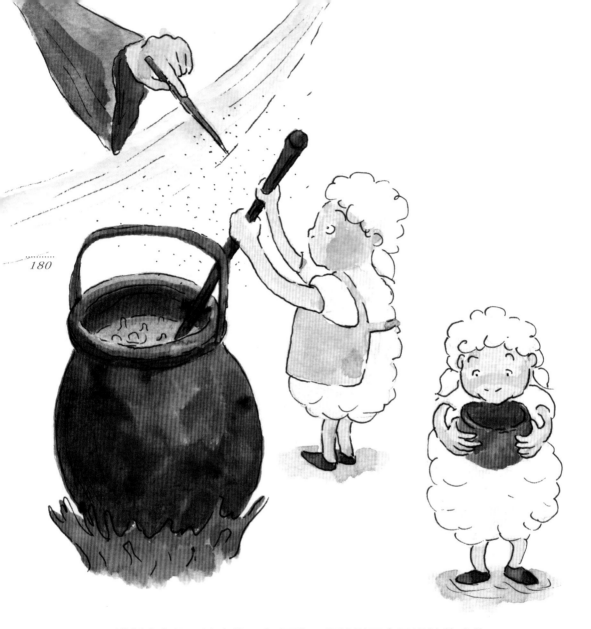

　　這樣對食物逐一追查後，每個孩子都找到了自己過敏的食物。

　　富特羊族孩子很傷心，因為為了自己的健康，他們再也不能碰那些可口的零食。

　　好心的魔法師為了安慰孩子，他偷偷的施了一道魔法，讓某些過敏食物經過不同的方式煮過，就不會過敏了。

　　「要乖乖吃草，偶爾變換烹調方式也可以讓草而變得可口美味。」魔法師說。

治療

　　食物過敏病童，在進食會引起過敏的食物前已服用抗組織炎等抗過敏藥物，可預防或減輕其發作症狀；但若於進食後已出現過敏症狀，此時抗組織胺藥物效果較差。急性症狀嚴重時，可在醫師指示下，短期使用口服或注射類固醇，效果通常良好。萬一食物引發全身性過敏反應或過敏性休克時，須緊急注射「腎上腺素」並迅速送醫觀察治療。

　　而食物過敏的治療關鍵在於「找出真正的食物過敏原後，避免食用任何含有過敏原的食物」，並且找出其他可能替代的必須營養食物。

食物過敏病童的飲食原則

- 真正的食物過敏原，避免食用；找出可能的替代食物。
- 蘋果、奇異果等蔬果類過敏原不耐熱，生吃時引起反應，煮熟了就可能不會過敏。
- 蝦、蟹、花生、堅果類過敏原耐熱，烹煮之後還是會引起過敏反應。
- 牛奶蛋白過敏的嬰兒，可以母奶或完全水解蛋白配方奶粉餵食。
- 牛奶蛋白過敏的嬰兒，仍可能對豆奶配方過敏；故不建議使用豆奶配方奶粉，也不宜使用羊奶配方。
- 花生的過敏原對熱穩定，病童尤其是有全身性過敏性反應者，無論花生，尤其花生、花生醬、花生糖、花生餅乾或摻有花生的核果製品，均不得食用。
- 對雞蛋真正過敏，經皮膚或血清測試陽性反應，食物激發測試確定，且症狀嚴重的病童，在接受預防接種時，須告知醫護人員，有些MMR（麻疹、腮腺炎、德國麻疹）疫苗或部分流感疫苗可能含有微量雞蛋成分。
- 有食物引發全身性過敏反應的病童，則要嚴格避免誤食過敏的食物。

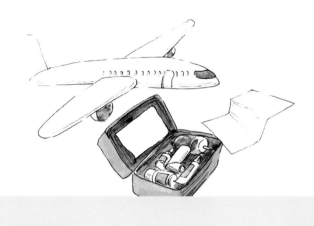

第 7 章

重回正常生活

■ 過敏兒童的生活照顧

過敏魔法學校中，有的巫師們致力於研究各種疑難雜症；有的巫師們則忙著研發各種藥物對抗可怕的疾病。他們對周圍人民的關懷是非常認真及深切的。

　　愛生病的過敏村有過敏魔法學校的巫師們照顧是非常幸運的；除了藥物的幫助以外，魔法師還開課教導村民家長們如何照顧他們愛生病的孩子。

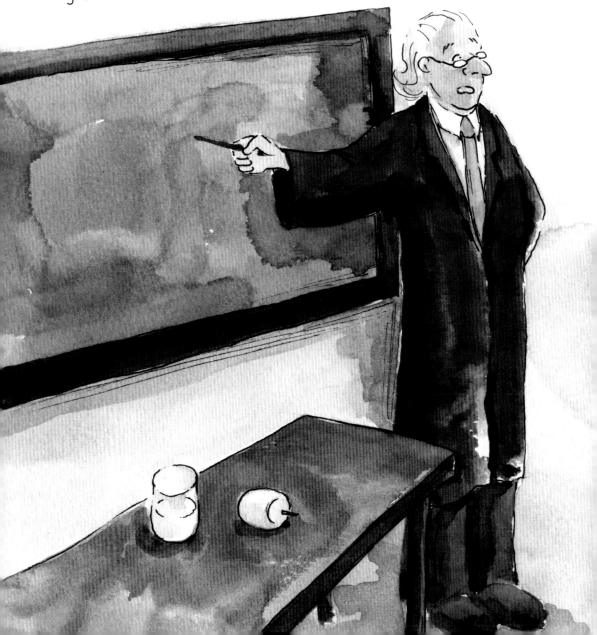

過敏兒童的生活照顧

　　日常生活中如何妥善照顧過敏兒童，使他們能減少過敏疾病的發作頻率和嚴重度，甚至完全不會產生臨床症狀，讓他們與正常的小孩一樣生活、學習或旅遊，是每位過敏兒童家長的心願。

　　而過敏兒童的生活照顧重點，主要在於避免接觸過敏原或非過敏的刺激因素，本章將就過敏兒童在不同的生活環境中——居家、學校、生病時就醫，與國內、海外旅行或留學等生活問題，並針對坊間流行的輔助療法和健康食品，也一併在此討論。

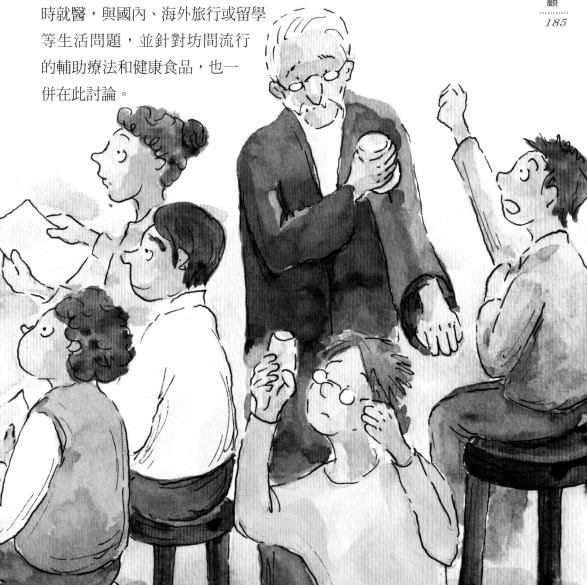

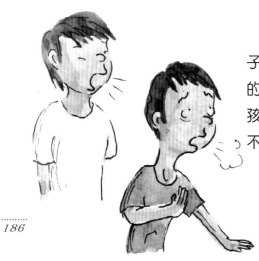

第一堂課：在家裡，家長要懂得判斷孩子過敏的嚴重度，例如：咳嗽的聲音、鼻涕的顏色、皮膚的紅腫程度…等。家長要注重孩子的營養均衡，不能因為懷疑哪一種食物不好就不給他吃。

第二堂課：在學校，家長要跟老師說，哪一種食物孩子吃了會過敏。異位性皮膚炎的學生，游泳完要迅速清洗身體，記得擦保濕乳霜。

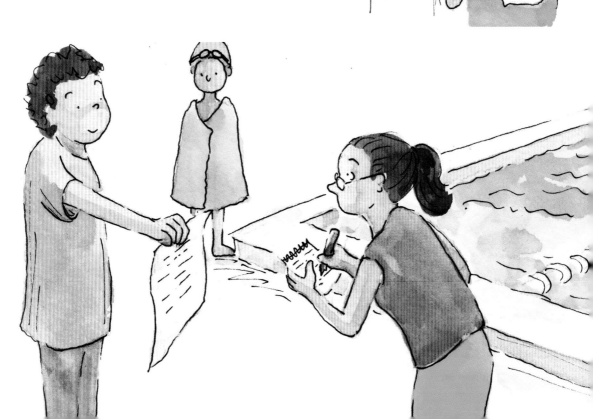

居家生活照顧

過敏兒童的症狀如果不嚴重，且不常發作，或發作時利用「短期用藥」即可改善不適症狀，並未明顯干擾病童生活或學習，其居家生活照顧，可與正常兒童一樣，不必過度憂心。反之，症狀嚴重或已明顯干擾生活或學習者，則須「找出」過敏原或非過敏之刺激因素並加以避免。

因此，家長應與醫師多討論溝通，瞭解病童過敏疾病的症狀及嚴重度，清楚知道症狀惡化時該如何妥善使用緩解藥物，並明白如何監控病情，判斷何時應迅速就醫，有此認知後，一般生活照顧，就不會有沉重的心理壓力。

此外，均衡飲食，是兒童成長所必須；除非確知所接觸的過敏原，會誘發呼吸道症狀、異位性皮膚炎或嚴重的全身過敏性反應，家長不應無謂的過度限制兒童的食物種類。目前也無確知任何「食補」或「健康食品」，可以有效改善兒童的過敏體質，建議家長不必虛擲金錢，甚至造成兒童心理或身體的壓力。

學校生活照顧

1.食物：有嚴重食物過敏症狀或全身性過敏反應的兒童，家長應事先讓學校老師、餐飲人員或校護知道孩童對哪些食物過敏。若時間允許，家長最好能為孩童自備食物或便當，而非吃營養午餐；當誤食而過敏發作時，孩童及老師或醫護人員，均應知道該如何處理或使用何種藥物。

2.游泳：游泳池水中的某些消毒劑或化學物質，的確會使部分兒童的異位性皮膚炎惡化；但只要上完游泳課後迅速沖澡，沖澡後使用適當的保濕乳液或乳霜，就不會導致異位性皮膚炎惡化的現象。

也有人擔心泳池中「氯氣」會刺激呼吸道，造成氣喘、過敏性鼻炎的發作；然而，通常不是游泳本身所造成的，而是季節變化或其他因素所致。

第三堂課：針對海狗族學生，老師要懂得判斷氣喘的嚴重度，且要盡量避免會誘發氣喘的物品，而運動呢？記得要慢慢來喔！

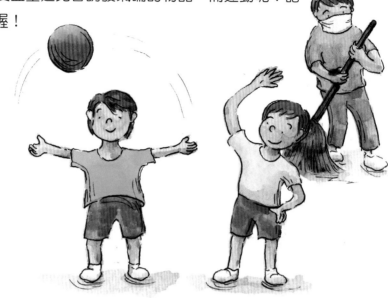

氣喘學童注意事宜

1.老師及學童要了解氣喘即將發作的早期症狀，並注意孩童生活上的照顧。

- 學校護理人員或老師可利用錄影帶教材或參加專業團體所舉辦的氣喘講座來充實自己的氣喘照顧知識，並能處理氣喘急性發作的突發狀況。
- 讓氣喘學童在學校有正常身心發展和良好的氣喘照顧。
- 鼓勵小朋友維持正常運動，多參加社團活動，以保持他們身心的正常發展，也請老師告訴小朋友的同班同學，氣喘、過敏性鼻炎或異位性皮膚炎本身並不會互相傳染。

2.過敏學童應避免暴露於空氣中過敏原或刺激物多的環境。

- 學校應定期打掃及清潔易堆積灰塵及可能存在塵蟎過敏原或刺激物的場所，如：圖書館內書架上的陳舊書本，或存放打掃工具或運動器材的儲物間。

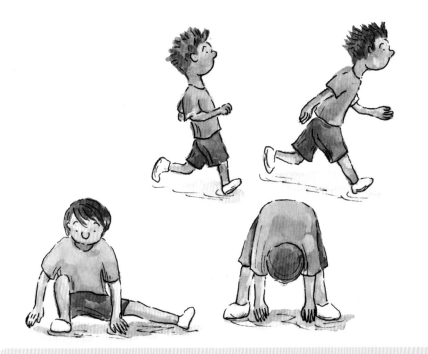

- 校方應做好廚房衛生，處理吃剩食物的殘渣、保持廚房乾燥、封閉蟑螂進出口，以避免蟑螂滋生。
- 氣喘學童上實驗課時，經證實對動物皮毛過敏者，宜盡量避免接觸有皮毛的動物，如天竺鼠、小白鼠等。
- 打掃時，灰塵可能會誘發氣喘的發作，但也不能因此影響學校團體生活的學習。而是要學習如何避免接觸空氣中的刺激物，如教室打掃時「戴口罩」，避開揚起的粉筆灰；不使用有刺激味的廁所清潔劑；遠離校內有塵土飛揚的建築工程等，即使有氣喘孩童依然可從事一般同學可以勝任的工作。

3.氣喘孩童在運動前（尤其在劇烈的跑步前），有較久的暖身運動，或是選擇較適合的運動，也可避免運動引起的氣喘發作。此外，運動前使用支氣管擴張劑，可減少減緩其發作的嚴重度。

- 家長應與老師溝通孩童有氣喘急性發作而須停止活動時，不要誤會因偷懶而無法上體育課。
- 運動前須做數次3~5分鐘的暖身或伸展運動，可使得不穩定氣喘孩童在往後三個小時內從事運動時，較不易誘發氣喘症狀。

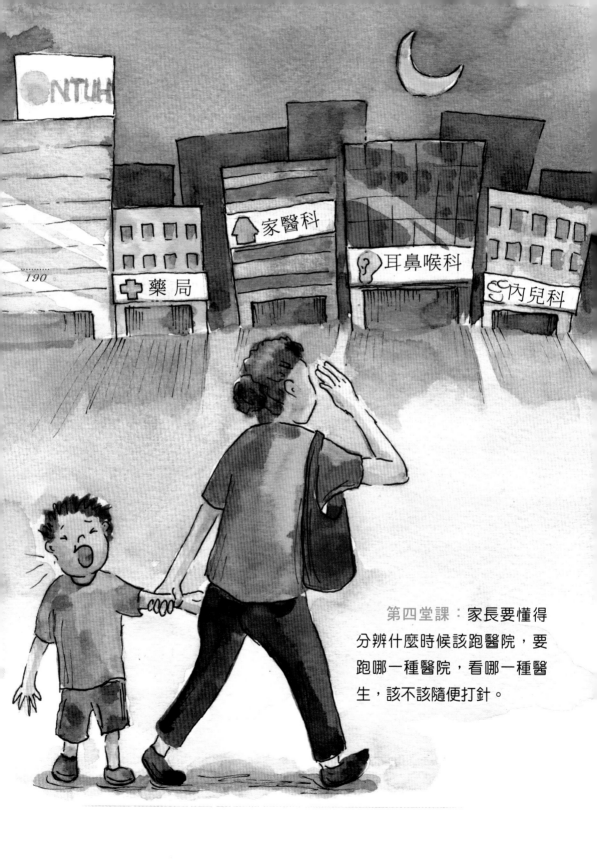

第四堂課：家長要懂得
分辨什麼時候該跑醫院，要
跑哪一種醫院，看哪一種醫
生，該不該隨便打針。

- 選擇適合氣喘學童的運動種類，原則上以「間歇性休息」的運動為主，如：游泳、排球、羽毛球、體操等，都是很好的休閒運動。
- 避免接觸空氣中的刺激物、避開校內有塵土飛揚的建築工程。
- 在非藥物的處理下，仍有症狀，則可給予「預防性的藥物」，可在運動前15分鐘吸入短效支氣管擴張劑來預防運動誘發氣喘症狀。

就醫生活照顧

　　當孩童有過敏疾病時是應該對症就醫——如專長兒童異位性皮膚炎的皮膚科醫師；過敏性鼻炎併發鼻竇炎、中耳炎時的耳鼻喉科醫師；或藉由中醫調養…等。但由於兒童過敏疾病，常是全身性的問題，所以我們推薦過敏病童的第一線醫師，應是「小兒科醫師」；若有診斷或治療疑慮，則可直接請教「小兒過敏專科醫師」（台灣地區兒童過敏專科醫師之分布情形，家長可於「台灣兒童過敏氣喘免疫及風濕病醫學會」之網站（www.air.org.tw）查詢。）

　　此外，過敏與感冒要如何區別，也常困擾家長，甚至臨床經驗較淺的過敏專科醫師，有時也沒有全然的自信。家長可於就診時多與醫師討論，在此要特別提醒的是，當孩童出現「發燒合併呼吸急促」，臨床上有時是不易區分究竟是「感冒併發氣喘」或「肺炎」所引起，須請兒童過敏專科醫師確診，或要求胸部X光鑑別診斷。又，久咳不癒的病童，不見得就是「感冒」、「氣喘」，更常見的原因是過敏性鼻炎，併發鼻竇炎或妥瑞氏症。

　　食物、藥物或乳膠過敏兒童，就醫、住院或手術前，務必要告知醫護人員。有全身性過敏反應病史的兒童，接受手術時，醫療團隊要更謹慎，備妥必要時之急救藥物。至於，有些疫苗的製造過程中會使用到雞蛋，導致包覆病毒的外套膜上會帶有微量的雞胚蛋白；不少家長會擔心某些疫

第五堂課：旅行的時候，遇到哪一些昆蟲要趕快跑，家長要隨身帶哪一些藥？

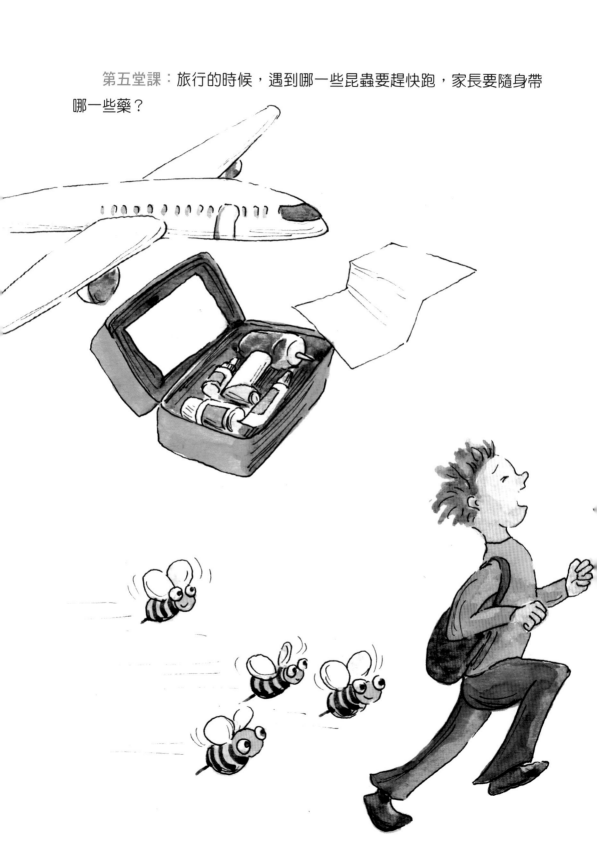

苗——麻疹、德國麻疹、腮腺炎、流行性感冒疫苗會導致過敏，而不敢施打。然而施打與否應取決於1.兒童是否真對蛋白過敏；2.蛋過敏症狀是否嚴重；以及3.疫苗所預防的疾病是否重要。只有對蛋過敏引起「全身性過敏反應」或「過敏性休克」的兒童，絕對不可施打經雞蛋培養的疫苗。

　　至於，只有抽血反應異常，吃蛋沒有症狀或症狀不嚴重者，仍可施打重要的疫苗；若為安全起見，應於施打前告知醫護人員，且於施打後留置觀察30分鐘。

旅遊、遊學生活照顧

　　野外郊遊時，可能會遇到昆蟲叮咬，甚至是黃蜂螫傷。昆蟲叮咬，輕則不藥自癒；若有癢腫，可局部塗抹類固醇藥膏或合併口服抗組織胺藥物；若出現破皮傷口，可塗優碘藥水或抗生素藥膏；若持續腫痛數日，應小心傷口細菌感染，甚至有蜂窩性組織炎之虞，可口服抗生素數日；若仍持續腫痛惡化、局部淋巴結腫大，或發燒時，應送醫診治。

　　蜜蜂螫咬，有時會引起全身性過敏反應、甚至休克死亡，處理方式不可不慎。蜂螫，尤其是群蜂螫咬之後，除刺、冰敷止痛外，要預防全身性過敏性反應，可使用腎上腺素針劑——「Epipen」，併服類固醇及抗組織胺，且應迅速送醫，留置觀察四至八小時，以防續發性嚴重過敏反應。

　　至於，出國旅遊、留學等，過敏兒童也不須忌諱，唯須有充分的準備。尤其是應急或長期的醫師處方用藥，在國外通常不易取得，或緩不濟急，故必須自己先行備妥。

　　「氣喘兒」應持續使用保養控制藥物；並且攜帶適當天數的應急口服類固醇、口服及吸入氣管擴張劑，以應付急性氣喘症狀突然發作。有全身性過敏反應或過敏性休克病史的兒童，則應隨身攜帶腎上腺素針劑——「Epipen」，口服類固醇及抗組織胺藥物。

　　「過敏性鼻炎兒童」可攜帶口服抗組織胺及鼻塞時應急使用之鼻血管收縮劑；飛機下降時，應口嚼糖果，尤其耳鳴出現時，可併行張口打哈

有了過敏魔法學校的魔法師細心的教導，過敏村的家長們對於過敏有充分的了解，大家再也不怕過敏了。

可是……

鼻涕族媽媽：「那外婆給的貼布偏方呢？……」

海狗族媽媽：「那山羊媽媽推薦的羊奶呢？還有電視上講的好菌多多？聽說很有效耶！還可以吃嗎？……」

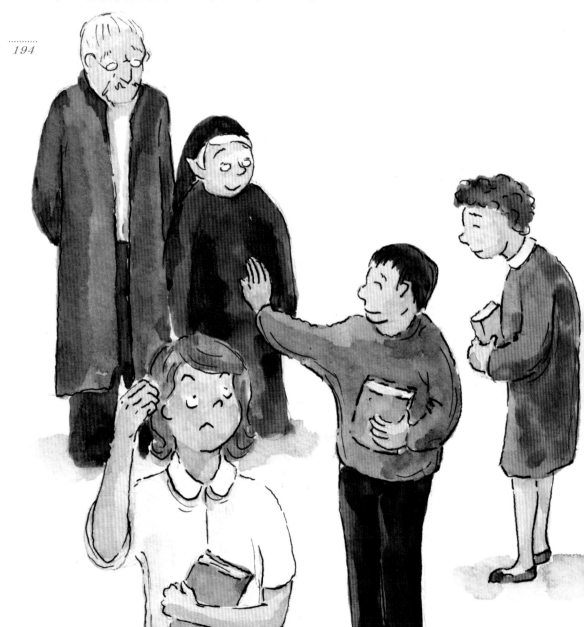

欠，忌諱閉口捏鼻吹氣，以免中耳脹疼、積水甚至發炎。至於，有鼻竇炎或中耳炎病史之兒童，遊學或留學時，應準備足夠療程之抗生素。

目前，歐美日海關對攜帶過敏藥物通關沒有限制，若心有疑慮，可請醫師以英文載明診斷、藥物及用法。兒童單獨遊學或留學時，家長可請主治醫師，書寫簡明之病歷摘要、建議使用之藥物及劑量；不過，更重要的是須備妥主治醫師之門診聯絡電話，作為海外旅遊發作時之諮商，或必要時與當地醫師之專業溝通協助。

關於輔助療法與健康食品

由於兒童過敏屬慢性疾病，須由醫師、病童和家長三方長期合作，以藥物或非藥物的長期照顧來達到改善症狀，甚至以痊癒為目標。

雖然大部分過敏兒童的預後良好，且隨著年齡的增長，多會體質改變而自行根治，但經年累月且耗時；也有少部分病童，雖經治療，仍有過敏症狀；因此任何可能使過敏病童加速痊癒的方法，家長總是傾向願意嘗試。

然而，要施用於兒童的任何醫師或輔助醫療行為，必須要有嚴謹的實證醫學（Evidence-base medicine）。所謂實驗醫學，簡單地說，就是施之於人的醫學決策或行為，必須有嚴格的醫學驗證，否則即屬草率，即可能非但無益，反而有害。

西元1872年Archie Cochrane提出「實證醫學」的觀念和態度；將醫學建議依照證據力強弱分成A、B、C和D四個等級——**A等級**代表相當大的樣本經過隨機雙盲測試，而得到一致的結論；**B等級**雖有一致的結論，但實驗有瑕疵（樣本不足或方法不夠嚴謹）；**C等級**僅是觀察性的研究；而**D等級**則是會議中專家的共識。如果醫學研究證據力薄弱，即不應推薦病人，此為目前醫界普遍接受的概念。但是目前坊間許多保健食品或民俗療法，自誇能改善過敏體質，提升免疫力、改善或根治過敏疾病，絕大多數都缺乏實證醫學的根據。

魔法師無奈的表示，魔法學校所研發的藥物都是經過實驗很多次證明有效才給孩子服用，怎麼服用，用量多少，都有明確的標示。

　　而外婆的愛心貼布到底要貼多少塊才有用，並沒有確定的說法；山羊媽媽的奶到底一天要喝三次呢？還是三天喝一次？要喝三年嗎？可能變胖比較快呢！

　　因此，媽媽們決定還是不要相信電視上那些強力放送的廣告，畢竟，那只是廣告！那一天吃壞肚子，也不能找廣告算帳啊！

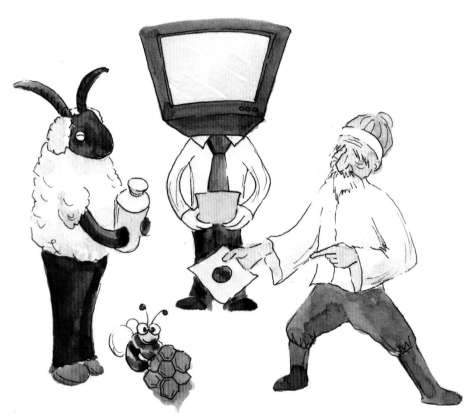

　　以「三伏貼」為例，近年來傳統中醫界，積極推動，強調強化免疫、改善過敏體質、氣喘體質的預防性療法，在每年盛夏俗稱「上伏、中伏與下伏」三個節氣，進行穴道點藥，促進氣血循環，企圖幫助改善過敏體質。多年來推行後，就醫者眾；但只聞個別醫師強調個人觀察經驗，或雖

有過敏性鼻炎的小規模臨床觀察結果報告，但研究設計粗略，不能排除僅「安慰劑」療效之疑。確切之臨床療效，實在仍須加以觀察。三伏貼亦且如此，精油薰香、斷食排毒或特殊食療就更不值得討論了。

　　至於保健食品，近年來台灣吹起一股益生菌熱潮，媒體及坊間藥局，到處都是給過敏兒童吃益生菌的推銷廣告。於2001年的芬蘭研究，孕母及嬰兒服用益生菌可減少幼兒過敏疾病的報告之後，同組研究人員進一步追蹤發現，服用益生菌者，日後罹患氣喘症狀的機會反而變高，再加上其他研究報告結果並不一致，目前並不建議孕婦或新生兒服用益生菌來預防過敏疾病的產生。

　　在益生菌治療過敏疾病的研究，除了少數研究結果顯示對異位性皮膚有不一致的輕度輔助效果外，益生菌並不被定論為對過敏性鼻炎或氣喘有治療效果。至於，粉光蔘、冬蟲夏草用來治療過敏的臨床療效尚未確定。此外，巴西蘑菇、深海魚油、羊奶、維他命C和生物類酮加槲黃素、或特定油品等，就更不值得一提。

評估新藥方或新療方的準則

- 治療或預防過敏有效的中、西藥物，台灣健保均有給付。
- 臨床有效的治療方法，醫學中心應均已採行或推介；不會是只有少數，尤其是要求自費的醫師或醫護同仁才會。
- 重要的醫療結果，應於優良的專業醫學期刊發表。
- 在平面、電子或網路媒體，過度曝光或行銷的，大部分是商業推介。
- 「視病猶親」，願意用來醫治自己過敏小孩的配方，才可推薦給其他病童。
- 沒有書面標示療效的保健食品，不可貿然給兒童食用。
- 即使宣稱有效，亦應審視其研究方式與結果，要確認臨床實驗有效且安全，符合實証醫學原則方可考慮使用。

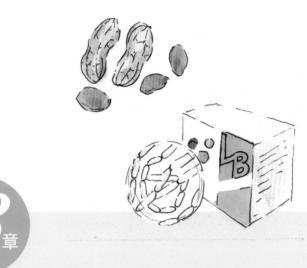

第**8**章

預防過敏疾病從懷孕開始

避免生出過敏兒

除了照顧村裡的孩童之外，魔法師們也關心懷孕的媽媽與肚子裡的貝比。

「只要媽媽們做好預防措施，貝比在出生之後便不會那麼愛打噴嚏流鼻水了！」魔法師說。

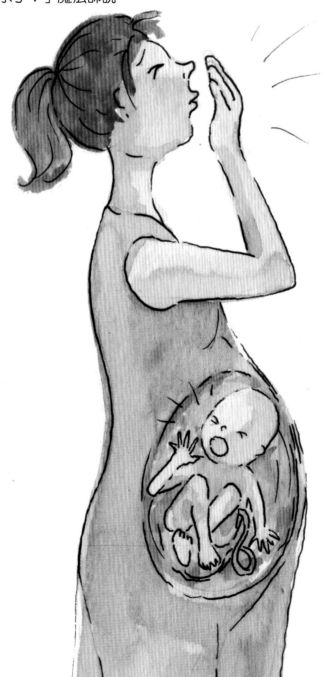

如何避免生出過敏兒

　　過敏疾病是兒童常見也最主要的慢性疾病。如何避免生出過敏兒，使已有過敏體質的兒童降低過敏疾病的產生，以及讓有過敏疾病的兒童避免症狀惡化或反覆發生，是過敏孩童、家長及醫師的共同期望與努力的方向。

兒童過敏疾病的預防	
第一級預防	防止過敏體質致敏化；能對環境刺激引起正常的免疫反應，而非過敏的免疫反應。
第二級預防	防止已致敏化的體質產生臨床過敏疾病；例如：氣喘、過敏性鼻炎、異位性皮膚炎等。
第三級預防	防止已產生臨床過敏疾病的兒童，反覆產生臨床過敏症狀。

兒童過敏疾病預防，從懷孕開始

　　在本書的前面章節，我們主要是針對第三級預防，也就是過敏兒童已有過敏疾病，應如何預防臨床過敏疾病的發生與惡化進行論。

　　此章節主要提出更早期的預防措施，針對有過敏遺傳體質的胎兒，能透過必要的措施，預防其體質被致敏，或已被致敏，要如何避免、減緩過敏疾病的產生，甚或減輕過敏疾病的嚴重度，進行討論說明與建議。

　　對於有明顯過敏家族史的家庭，尤其是父母本身或前幾胎的小孩有明顯的過敏疾病，如何避免下一胎生出過敏兒，已有足夠的醫學臨床研究顯示，應從母親懷孕期做起。至於，二等親之中，無過敏或家族史的非過敏

魔法師只告訴嚴重過敏的媽媽，「懷孕時，記得不要接觸那些確定會讓你過敏的物品喔！」、「等貝比出生之後也要多餵母乳，當然媽媽還是盡量不要接觸過敏的食物。」

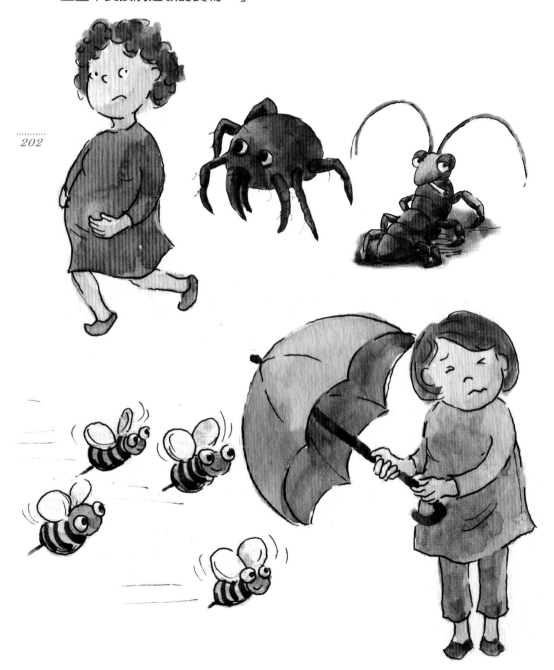

高危險家庭，孕婦或嬰幼兒，生活飲食一切「隨緣」，不必過度謹慎；然而有許多長輩、父母甚至醫護人員為求好心切，建議孕婦不得食用任何可能致敏的食物，或建議長期食用益生菌或深海魚油等，我們認為無此必要。

　　孕婦及哺乳母親，須均衡飲食方能獲得足夠的營養，才是胎兒與嬰幼兒健康的保障。亦即，容易或可能引起過敏的各種食物，並不表示過敏高危險群的孕婦就一定會對其產生過敏；而且也無證據顯示，只要避免這些食物，就可以降低或減緩嬰兒過敏疾病的產生。過度禁食數十種可能引起的過敏食物，非但不切實際，還可能造成母體營養不足，損及胎兒或嬰兒的成長發育。所以孕婦或哺餵母乳者，只要禁食服用某些確定會引起過敏症狀的特定食物，或經食物激發證實的過敏食物即可。

　　ω—3多元不飽和脂肪酸，在學理上可和ω—6多元不飽和脂肪酸競爭和細胞激發有關酵素，可降低PGE2與白三烯素，減緩過敏性過度反應。而深海魚油中含有大量的ω—3多元不飽和脂肪酸。基於這個理念，此研究於十幾年前曾進行給孕婦補充深海魚油的臨床觀察，發現減少幼兒過敏疾病的發生，有統計上的差異；但該研究結果，未受其他醫學臨床證實；不僅如此，深海魚油恐有重金屬污染之虞，加上坊間市售魚油來源不易管制，因此，不建議孕婦服用。

「但是也不需要特別吃某些營養品，或是不吃某些食物。」魔法師說。

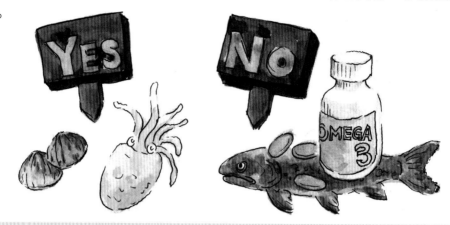

不必要的預防措施

- 孕婦或哺乳母親禁食所有容易引起過敏的食物，例如：牛奶、蛋、大豆、花生、魚、帶殼的海產等。
- 孕婦及嬰兒服用益生菌。
- 孕婦服用富含 ω－3 多元不飽和脂肪酸食物，例如：深海魚油。

不建議孕婦或新生兒服用益生菌預防過敏兒

芬蘭學者Kalliomaki等人，針對一等親內有過敏疾病孕婦進行研究，讓孕婦生產前2～4周服用Lactobacillus GG（LGG）乳酸菌；嬰兒出生後，哺餵母乳者由母親續服LGG，餵食配方奶者，則由嬰兒自己吃LGG益生菌至六個月大為止。 研究發現可降低嬰兒50％罹患異位性皮膚炎的機會，然而持續追蹤研究至七歲，卻發現服用益生菌之組別，異位性皮膚炎的發生機率減少三分之一，但過敏性鼻炎與氣喘病卻分別增加2～3倍與3.5倍。

其他國家的學者研究則顯示，服用益生菌預防異位性皮膚炎成效與上述的結果雖不相同，但得到呼吸道過敏性疾病，包括氣喘、過敏性疾病，都有增加的風險，所以依照實證醫學觀念，目前不建議孕婦或新生兒服用益生菌預防過敏兒。

高危險群過敏兒的預防措施

- **就孕婦而言**，於孕期第二期（懷孕第四個月起）即應避免接觸過敏原或刺激物——

1. 母親只須禁食本身經食物激發且已證實的過敏食物。

2. 積極避免接觸塵蟎與香菸。

3. 盡量減少蟑螂、黴菌、貓、狗等有毛寵物，降低接觸空氣污染物。

- **就嬰兒而言**——

1. 鼓勵哺育母乳，餵食母乳時母親本身應禁食經食物激發且已證實的過敏食物。

2. 積極避免接觸塵蟎與香菸。

3. 盡量減少蟑螂、黴菌、貓、狗等有毛寵物，降低接觸空氣污染物。

4. 若有明顯異位性皮膚炎家族史，更應——

（1）六個月之前，哺育母乳或水解配方奶粉。

（2）副食品應延至六個月後才開始添加。

（3）配方奶、蛋、帶殼的海鮮、花生以及芒果等容易致敏的食物，盡量延後添加。添加時每次只添加單種食物，觀察一週確定無過敏症狀後，方能嘗試另種易過敏食物。

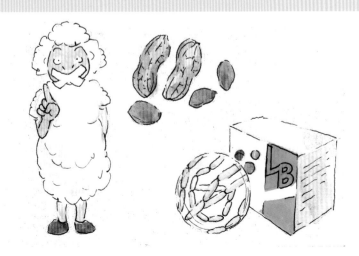

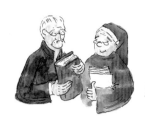

最後，魔法師還是要告訴大家，關於如何到達過敏魔法學校，以及如何搜尋魔法學校的相關資料。

特別收錄——兒童過敏魔法學校與秘笈分享

「兒童過敏」是台灣兒童較常見且重要的慢性疾病，對兒童、家長、家庭及社會都造成深遠影響。要使兒童過敏疾病得到良好的照顧，提升過敏兒童的健康與生活品質，除了醫護人員醫療照顧、過敏兒童與家長的衛教，更是整體過敏照顧的重要一環。

有鑑於此，國內各醫學中心的兒童過敏專科醫師，相繼成立兒童過敏免疫學會、基金會、衛教中心及衛教學會，以發行電子報，成立網站，舉辦各種衛教活動、發行每種兒童過敏治療指引及衛教手冊，此外並印行各種兒童過敏書籍，期使台灣之過敏兒童得到世界最好的醫療照顧。

以下謹登錄聲譽卓著，從事兒童過敏衛教的魔法學校，以及專家專著，內容可靠，也是此書引用觀念文字的魔法參考秘笈。特此誌謝。

魔法秘笈分享

- 《台灣兒童過敏性鼻炎診療指引2011》
- 《台灣兒童氣喘診療指引2011》
  台灣兒童過敏氣喘免疫及風濕病醫學會◎著
- 《異位性皮膚炎衛教手冊》
  財團法人兒童過敏及氣喘病學術文教基金會◎著
- 《過敏免疫全書》
  中華民國免疫學會專家群◎合著・原水文化出版
- 《認識小兒氣喘及過敏疾病》徐世達◎著・華成圖書出版
- 《過敏305問》
  Joanne Clough◎著・陳芳智◎譯・楊曜旭◎審定・原水文化出版

兒童過敏魔法學校參考

機構	諮詢電話及網站
台大醫院小兒部過敏免疫風濕科	（02）2312-3456 http://www.ntuh.gov.tw/default.aspx
長庚兒童過敏氣喘中心	（03）328-1200 http://www1.cgmh.org.tw/chldhos/ intr/c4a80/index.htm
馬偕醫院小兒過敏免疫科暨過敏氣喘兒健康諮詢中心	（02）2511-8589 http://www.asthma.idv.tw
台灣兒童過敏氣喘免疫及風濕病區醫學會	（02）2873-6007 http://www.air.org.tw/air/
財團法人兒童過敏及氣喘病學術文教基金會	（02）2311-4670 http://www.asthma.org.tw/
財團法人氣喘學術文教基金會	（02）2521-8926 http://www.asthma.edu.org.tw/ asthma.index.aspx
台灣兒童氣喘衛教學會	（02）2521-8926 http://www.asthma-edu.org.tw/asthma/
南瀛過敏氣喘兒保健協會	（06）2353535 轉4191或5894 http://www.asthmatw.tw/intro.aspx

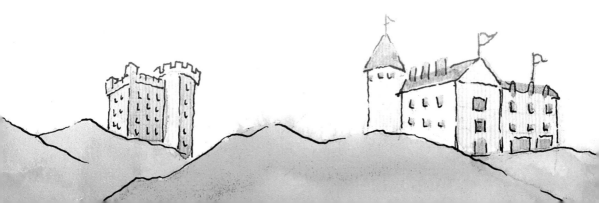

哈啾！哈啾！過敏村 〈修訂版〉

作　　　者／周正成、吳怡蒨
選　　　書／林小鈴
協 力 編 輯／賴以玲、鍾碧芳
責任責編／陳雯琪、楊雅馨

行銷經理／王維君
業務經理／羅越華
總 編 輯／林小鈴
發 行 人／何飛鵬
法律顧問／台英國際商務法律事務所 羅明通律師
出　　　版／新手父母
　　　　　　台北市民生東路二段 141 號 8 樓
　　　　　　電話：（02）2500-7008　傳真：（02）2502-7676
　　　　　　網址：HYPERLINK "http://citeh2o.pixnet.net/blog" http://citeh2o.pixnet.net/
發　　　行／英屬蓋曼群島商家庭傳媒股份有限公司城邦分公司
　　　　　　台北市中山區民生東路二段 141 號 2 樓
　　　　　　書虫客服服務專線：02-25007718；25007719
　　　　　　24 小時傳真專線：02-25001990；25001991
　　　　　　服務時間：週一至週五 9:30 ～ 12:00；13:30 ～ 17:00
　　　　　　讀者服務信箱 E-mail：service@readingclub.com.tw
劃撥帳號／19863813；戶名：書虫股份有限公司
香港發行／城邦（香港）出版集團有限公司
　　　　　　香港灣仔駱克道 193 號 東超商業中心 1 樓
　　　　　　電話：(852) 2508-6231　　傳真：(852) 2578-9337
　　　　　　E-mail：hkcite@biznetvigator.com
馬新發行／城邦（馬新）出版集團 Cite(M) Sdn. Bhd. (458372 U)
　　　　　　11, Jalan 30D/146, Desa Tasik, Sungai Besi,
　　　　　　57000 Kuala Lumpur, Malaysia.
　　　　　　電話：(603) 90563833　　傳真：(603) 90562833

城邦讀書花園
www.cite.com.tw

封面＆內文設計／劉鵬菁、鐘如娟
製版印刷／卡樂彩色製版印刷有限公司
初　　版／2012 年 4 月 26 日
修　　訂／2020 年 7 月 16 日
定　　價／380 元

ＩＳＢＮ／978-986-6379-73-4　　ＥＡＮ／4717702103545
有著作權・翻印必究（缺頁或破損請寄回更換）

＊本書版稅委請「財團法人兒童過敏及氣喘病學術文教基金會」從事兒童過敏氣喘衛教。

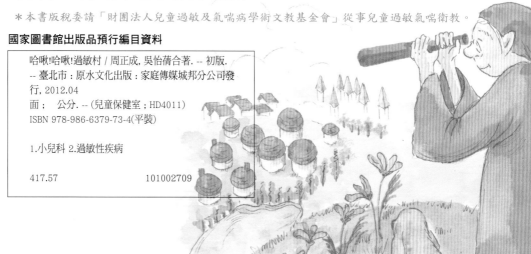